# もっと
# エンジョイできる
# 透析医療

（慢性腎不全と元気に
明るくつき合うための
秘訣を全公開）

医学博士
小林直哉

現代書林

# はじめに

この本を手に取られたみなさんは、腎臓の病気を持っておられて、人工透析になるかもしれないと心配されている患者さんや、そのご家族ではないかと推測されます。「人工透析」と聞くと、不安になったり、暗い気持ちになってしまうかもしれません。

しかし、「透析をしたら10年」という時代は、すでに過去の話です。透析医療は確実に進歩しており、透析をしながらでも、健康な人たちと同じように長生きできる時代になりました。しかし、ただ長生きするだけでなく、もっと元気に生活をエンジョイしてほしい。私たちはそんな願いをもって、患者さんたちにできるだけ気持ちよく透析医療を受けていただけるように努力してきました。

本書で紹介する、透析を受けながら行うリハビリテーションもその一つです。これを実践することで、患者さんの体力の衰えを防ぎ、下肢を鍛えることができます。また、透析効率が上がり、患者さんの体調もよくなります。

透析医療は、工夫を重ねれば重ねるほど、患者さんの体調にその効果が反映されます。それは私たち医療者にとっても、やりがいのある仕事です。

透析を受けている患者さんもご家族も、一人で病気と闘っているわけではありません。私たちみんなが支えています。透析医療は、透析に関わるスペシャリストが、みんなで患者さんを支え合うチーム医療でもあるのです。

私は、多職種が真に積極的に関わり、みんなが一つの目標に向かっていくチーム医療が大好きです。透析医療には、まさにこのチーム医療が必要なのです。

本書では、私たちが日々実践している透析医療の試みを、なるべく具体的にご紹介しました。いままでとは少し違うこの試みが、透析医療に一石を投じることになれば、これ以上の喜びはありません。患者さんの笑顔のために、私たちもワクワクするような医療を積み重ねていきたいと思っています。

小林　直哉

●目次

# 第2章　安全で快適な透析医療を受けるために

## 第3章

# 患者さんをもっと元気にする「リハビリと食事」

# 第4章

# 合併症とどう付き合い、克服するか、考えてみましょう

# 第5章

# チーム医療で支える「明るい透析」

プロローグ

# 「もっと元気になれる透析医療」を目指して

## 「断らない救急」から出発した透析医療

私たちが透析医療を始めたのは、２０１１年のことですから、透析に限っていえば後発部隊です。私の病院のある岡山県では、透析に新規参入する病院は珍しいのですが、私たちが透析治療を導入するのには理由がありました。

私がこの病院に着任した当時、救急患者のたらい回しが、都市部だけでなく全国的に問題になっていました。私たちはそれだけはするまいと、すべての救急患者を24時間受け入れる体制をつくりました。「断らない救急」として、当時はずいぶんメディアにも取り上げられました。

ところが、救急患者の中には、透析の患者さんもいらっしゃいます。高齢の透析患者さんは合併症をもっていることが多く、突発的に体調を崩したり、転んで骨折したりすることがよくあるからです。

しかし、そういう患者さんは、透析ができないというだけで断らなければなりません。救急要請があっても患者さんを受け入れられないのでは救急病院の意味がありませんし、またそれは、私たちが目指す医療にもそぐわないものでした。どんな患者さんでも受け入れるために、透析医療の導入は火急の課題でした。

もう一つ、個人的にも透析医療を始めたい理由がありました。私はこの病院に着任するまで、大学病院で12年間、ヒトの肝細胞を使ったハイブリッド式バイオ人工肝臓の研究開発に携わってきました。

そのときの人工肝臓の装置は、まさに透析装置を改良したものを使用していました。透析で使うダイアライザーだったのです。このダイアライザーの中の中空糸の中に血液を流し、中空糸の外のスペースに生きた肝臓の細胞を入れて体外循環させるというものでした。

肝不全に陥った動物モデルでの安全性と有効性を証明することができましたが、いろいろなハードルがあって、臨床応用するところまでは実現することができませんでした。とても残念な思いをしました。

こうした研究の成果を、透析医療の臨床に生かしたいという強い思いがあったのです。その二つの思いが重なって透析室を開設し、24時間、すべての救急患者を受け入れられるようになりました。

その後、もちろん一人の患者さんも断ることなく、救急患者の受け入れ人数は右肩上がりに増えてきました。現在は、救急受け入れ患者数は年間1000件を超えるに至っています。

## 困った！　透析の針を抜いてしまう認知症の患者さん

透析医療を始めて痛切に感じるのは、患者さんの全身管理がいかに大事か、ということです。それができていれば、夜中に突然具合が悪くなって救急に運ばれるという事態も防ぐことができます。

なぜ全身管理が必要かというと、透析医療はいま、高齢化の問題に直面しているからです。2013年末の透析患者の平均年齢は68・57歳。最も透析の割合の高い年齢層は男性で65〜70歳未満、女性で70〜75歳未満です。しかも、老年病である高血圧や糖尿病をともなう慢性腎不全のために透析を必要とする患者さんが増加の一途をたどっています。

高齢の患者さんの中でも大変なのが、認知症の患者さんです。もちろん、認知症でも多くの患者さんは透析をきちんと受けられていますが、4時間の透析に耐えられない患者さんもいます。たとえば、次のような患者さんの例がありました。

90歳になるAさんは認知症があり、透析を始めて2時間を過ぎる頃になると、退屈になって透析の針を抜いてしまいます。また、透析を続けようとするスタッフに暴力を振るうこともありました。これでは、透析を続けることはできません。

私たちは、何とかAさんが退屈しないようにと、話しかけたりテレビを一緒に見たり、Aさんが飽きてしまう頃を見計らってご家族に来てもらったりしました。しかしいちばんよいのは、やはりコミュニケーションでした。スタッフみんなでAさんに声をかけ、何とか4時間の透析を受けてもらえるようになりました。

針を抜かないように体を固定したり、透析を早めに打ち切る方法もあります。しかしそういうことをしたら、よけい認知症が進んだり、体調が悪くなってしまうでしょう。こうした解決策は一時しのぎであり、問題解決は後回しになるだけです。

Aさんは、4時間しっかり透析するようになってから老廃物や尿毒素がきれいに抜けて、とても体調がよくなりました。頭もしっかりしてきて、針を抜くこともなくなったのです。

4時間という透析の時間を、退屈しないように過ごしてもらうにはどうしたらいいか？そこから発想したのが、透析中のリハビリでした。これについては後ほど詳しく述べますが、透析中のリハビリはよいことずくめなのです。特に高齢者には効果があります。こういう試みは、ぜひ他の透析施設でも導入してほしいと思います。

## 末期腎不全は生活習慣病の終末像

Aさんのように認知症を合併しているケースは珍しくありません。高齢の透析患者さんが増えて、認知症だけでなく、骨粗鬆症、高血圧や糖尿病を合併している患者さんが多くなりました。

以前は、透析の患者さんといえば比較的若い人で、多くが慢性糸球体腎炎のように腎臓そのものが悪い患者さんでした。仕事帰りに駅の近くの透析クリニックで透析を受け、翌朝出社するというようなケースをよく見かけたものです。

こういうケースでは、いかに仕事を規制せずに透析治療を続けるかということに腐心しますが、透析さえしっかりやっていれば、体調管理についてはそれほどむずかしいことはありませんでした。

ところがいまは、患者さんの状況が一変しています。腎臓だけが悪いという患者さんは少なく、多くが合併症を持っています。

透析になる患者さんでいちばん多いのは糖尿病が悪化して起きる糖尿病性腎症で、２０１３年の新規透析導入者の43・８％が糖尿病性腎症でした。また、高血圧によって引き起こされる腎硬化症から透析になる人も、年々増加しています。

大量の血液が流れ込み、細い血管の集合体である腎臓は、血液や血管の影響を強く受けます。肥満や動脈硬化や高血圧、高血糖があると、腎臓にも負担がかかり、知らないうちに腎臓の機能が低下していきます。

慢性腎臓病や、それが進行した慢性腎不全は生活習慣病の一つであり、糖尿病や高血圧や動脈硬化などと密接にからみ合いながら進行していきます。透析が必要になる末期慢性腎不全は、まさに生活習慣病の終末像であり、それだけに患者さんの体調管理がむずかしいのです。

## 透析していても90歳まで元気に生きられます

いまの透析の患者さんは、ただ透析の治療を受けていればよいというわけではありません。きめ細かい全身管理が必要です。そのために、医師や看護師だけでなく、透析に関わるすべてのスタッフ――臨床工学技士、理学療法士、管理栄養士など――の多面的なサポートが必要になってきます。

そして、もちろん生活習慣病である以上、患者さんは食事や運動、喫煙、ストレスなど、生活習慣の改善が必要です。

そういう状況の中で私たちが力を入れているのは、日々の患者さんの栄養管理とリハビリです。透析をしっかりやって、食事と運動をきちんと管理すれば、透析を受けていても元気に長生きできるのです。

透析は大変な治療ですが、メリットもあります。透析の患者さんは週に3回通院し、食事やリハビリの指導を受け、健康診断をしています。体調が悪ければ、すぐに医師に相談もできます。こうして定期的に医療機関のコンサルティングを受けているのですから、一般の人よりずっとメンテナンスがいいのです。

私事で恐縮ですが、私のおばは腎不全で入院していて、89歳になって透析を始めました。透析導入に際しては、本人と家族の意向を十分に聞き、透析スタッフ全員でカンファレンスを行い、決めました。この家族、患者さんを交えたカンファレンスは、透析医療では欠かせないものです。

おばは現在91歳になりますが、以前よりずっと元気になり、手押し車を押してどこにでも出かけています。私はおばが来年（２０１６年）も元気なら、一泊二日の予定で旅行に誘おうと思っています。

透析をしていても、しっかりメンテナンスをしていれば、健康な人と同じように旅行にも行けます。そういう目標や楽しみを持つことも、透析の患者さんには必要なことです。

透析人口は、２０１７年をピークに減少に転じるといわれています。その一方で、透析人口に占める高齢者の割合はこれからさらに増えて、２０２０年には9割近くになるという予測が出ています。これからの透析医療は、高齢者対策が非常に重要になってきます。私たちも、いままで以上に新しい視点で対処していかなければならないと感じています。

# 第1章

# なぜ腎臓の病気から人工透析になってしまうのでしょうか

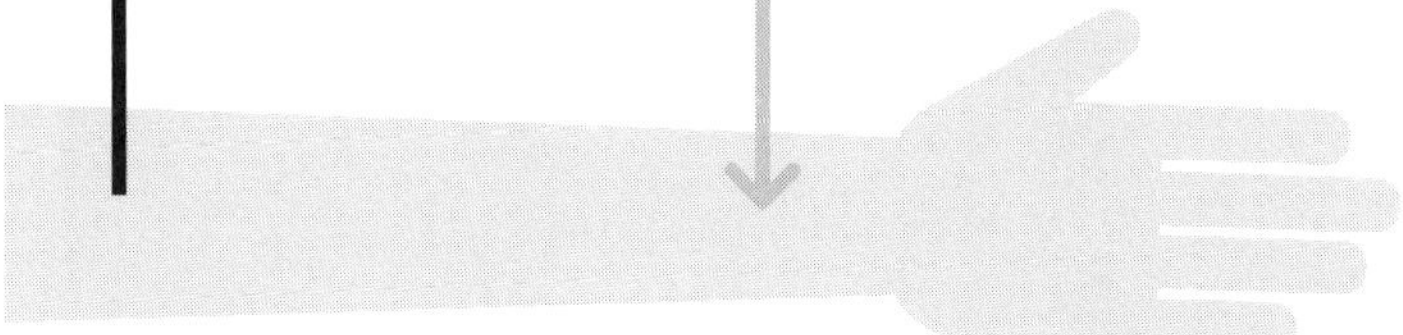

# 腎臓は人体の血液濾過装置

「人工透析」は、腎臓の重い機能不全を医療として補う（肩代わりする）方法です。ですから、人工透析の説明に入る前に、ぜひ腎臓という臓器の働きについて知っておいていただきたいと思います。

ほとんどの人は、ふだん、腎臓の存在など意識したこともないでしょう。腎臓は、胃腸のように痛くなったり下痢を起こすこともなければ、心臓のように動悸を打つこともありません。調子が悪くても、ひたすら黙って働き続けるガマン強い臓器です。

しかし、その働きは重要です。ひとたび悪くなれば、命にも関わりかねません。この腎臓という臓器について、少し考えてみましょう。

腎臓は、そら豆のような形をしている、こぶし大の大きさの臓器です。両手を握って、腰の後ろのやや高めのところに当ててください。腎臓はそのあたりに、左右に一対あります。この腎臓の働きを大きく分けると、次の三つに集約できます。

## 腎臓の位置

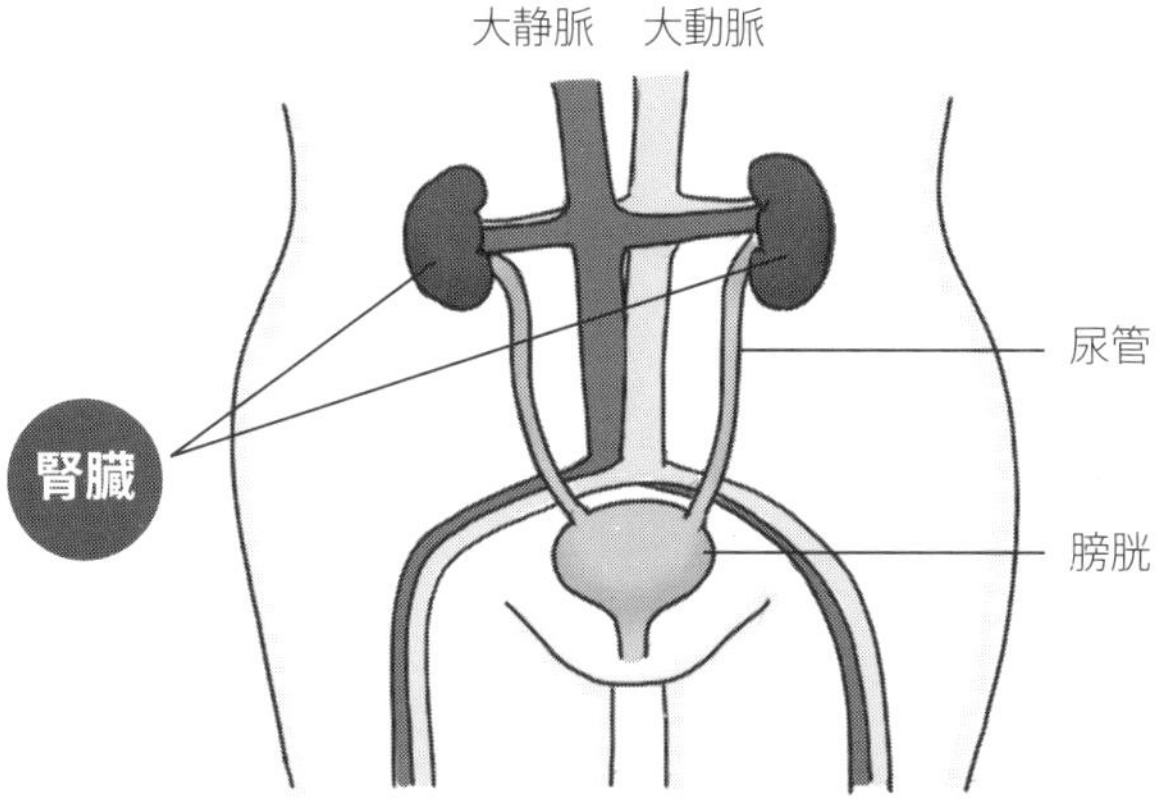


## 腎臓の構造

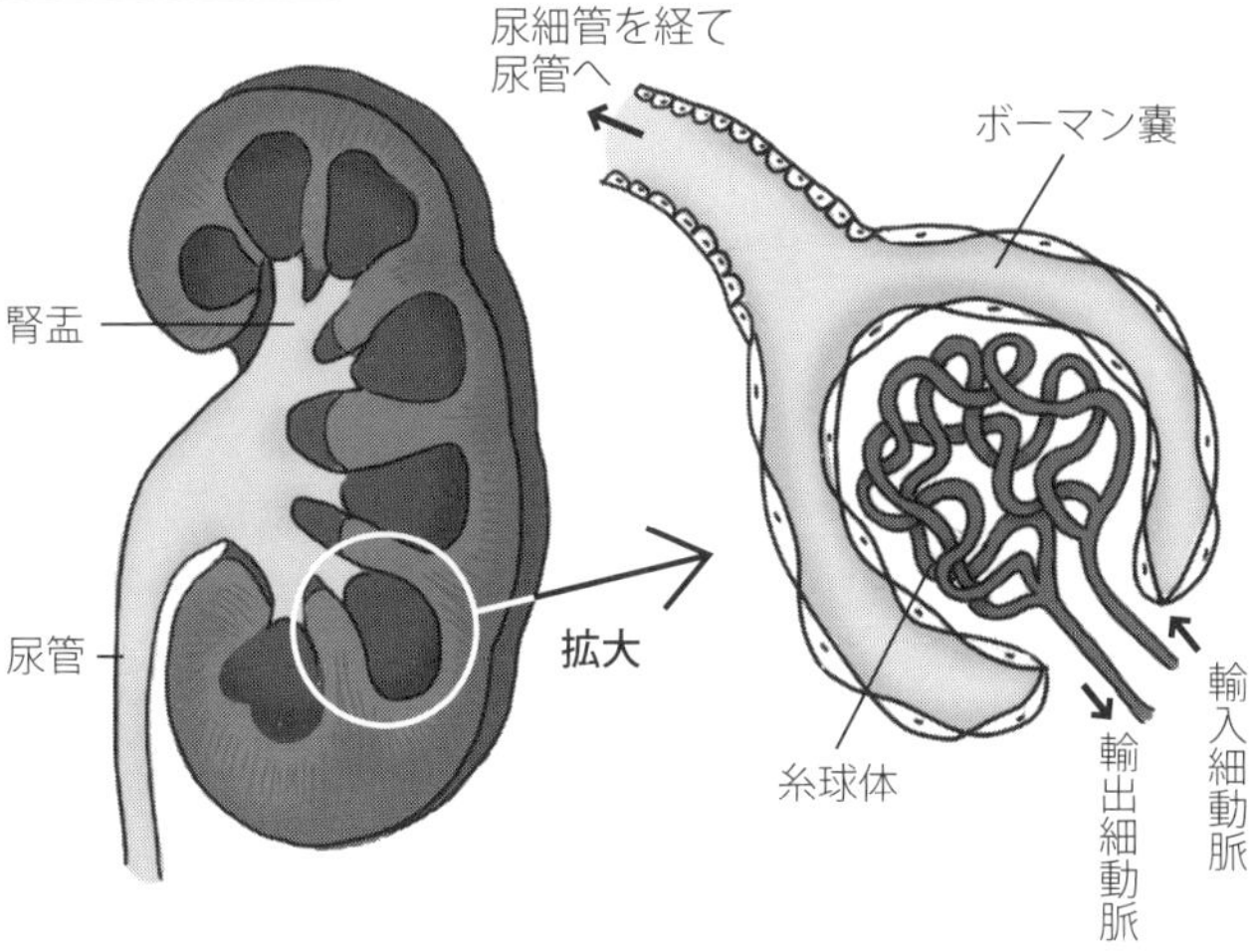

## ①血液を浄化し、尿をつくって老廃物を排泄する作用

腎臓には、心臓から大量の血液（全血液の５分の１）が絶えず流れ込んできます。その中には、エネルギー代謝で生じた老廃物や、体にとって毒になる有害物質も含まれています。それらを濾過してきれいにするのが腎臓です。

濾過を担っているのは、糸球体と尿細管です。糸球体はたくさんの血液を濾過できるように、毛糸玉のようになって表面積を大きくしています。血液はまず、糸球体という濾過装置を通ります。ここで赤血球、白血球、タンパク質のような大きな成分がキャッチされ、ボーマン嚢でさらに濾《こ》されて原尿をつくります。

原尿は１日１５０Ｌもつくられますが、すべてが尿になるわけではありません。この中にはまだ利用できる粒の小さな成分が含まれており、その99％は尿細管から再吸収されます。そして残りの１％（１・５～２Ｌ）が尿となり、排泄されます。

糸球体、ボーマン嚢、尿細管が集まった組織を、ネフロンといいます。片方の腎臓には、１００万個という膨大な数のネフロンが集まっています。

このように、腎臓は血液の中の老廃物を濾しとって血液をきれいにすると同時に、尿を

つくって余分な水とともに老廃物を捨てる働きをしているのです。これが腎臓の最も大きな働きです。

## ②水分量や電解質を調整して、体液の恒常性を保つ作用

人間の体は、成人ならおよそ60%が水分です。その水分（体液）の中で、60兆個ともいわれる細胞は生きています。体液は細胞が生きていくための外部環境ですから、常に一定の条件に保たれていなければなりません。それを調整するのも、腎臓の役目です。

体液の中には、ナトリウム、カルシウム、マグネシウム、カリウムなどの電解質（イオン）が溶け込んでいます。これらの電解質は、細胞内外の浸透圧を調節したり、神経細胞や筋肉細胞の働きを助けるなど、重要な働きをしています。腎臓は、これらの電解質の排泄や再吸収を調節して、体液や血液の量とその中の電解質のバランスをいつも一定に保っています。

特に重要なのが、体液とナトリウムのバランスです。人体の体液中のナトリウム濃度は、0・9%です。これより多くても少なくても、細胞は生きていけません。そのため、人間は尿を排泄することによって、体液の量やナトリウム濃度を調節しています。このバラン

スは、第４章の合併症のところでも述べるように、血圧にも関係してきます。

また、腎臓は水素イオンの排出も調整しており、体液や血液のｐＨを常に弱アルカリ性（ｐＨ７・４）に保っています。

### ③ホルモンなどを分泌・調整する作用

腎臓からは、ホルモンも分泌されています。代表的なホルモンが、血圧を調整する（上げる）ホルモン、レニンです。腎臓に入る血流が少ないと、レニンが分泌されて血圧を上げ、血流を多くします。

また、赤血球をつくるために必要なエリスロポエチン、血圧を下げる作用のあるプロスタグランジンも腎臓で産生されています。さらに、ビタミンＤを活性型にして、カルシウムの吸収を助ける働きもあります。

このように、腎臓は血圧、造血、骨の発育にも深く関わっているのです。

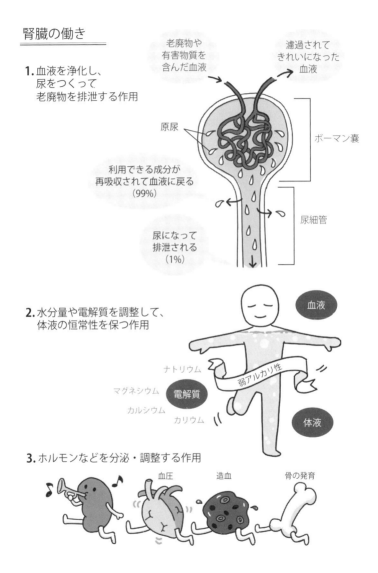

## 腎臓の働き

**1.** 血液を浄化し、尿をつくって老廃物を排泄する作用

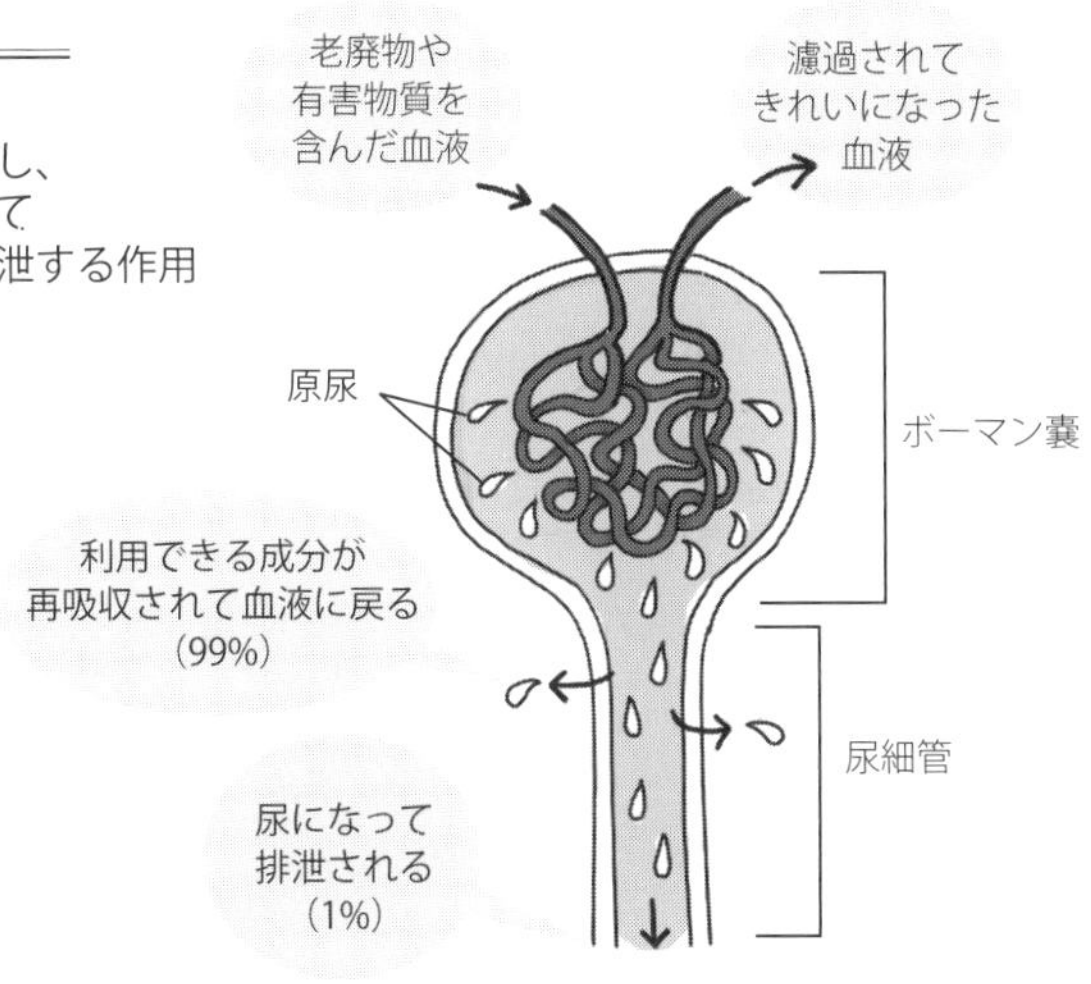


**2.** 水分量や電解質を調整して、体液の恒常性を保つ作用

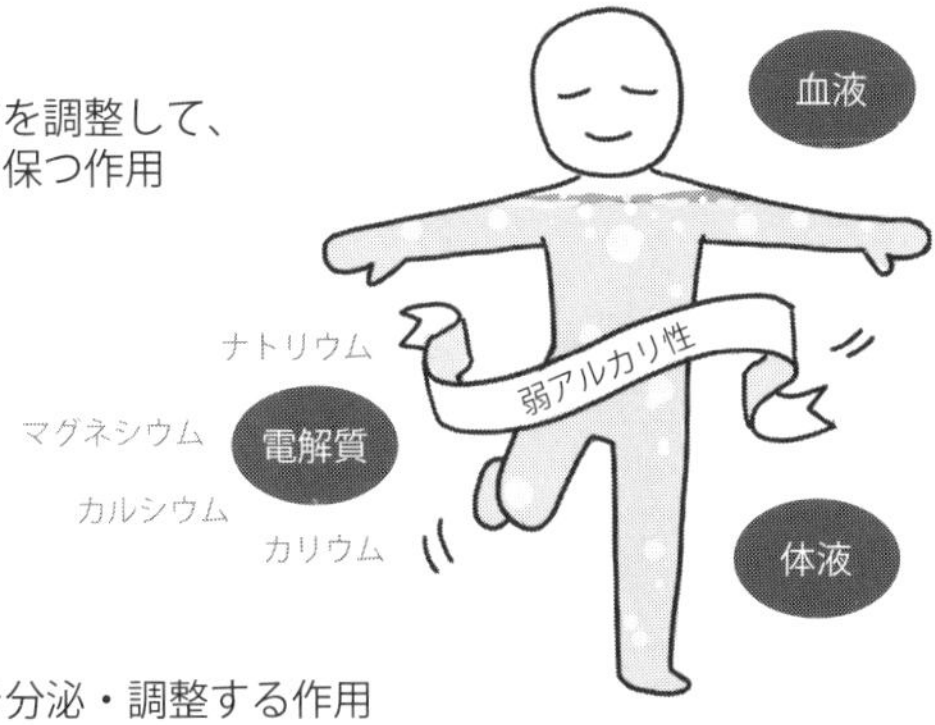


**3.** ホルモンなどを分泌・調整する作用

## 慢性腎臓病（ＣＫＤ）という新しい腎臓病の捉え方

腎臓の機能が何らかの原因によって低下する病気が、腎臓病です。腎臓病と聞くと、腎炎や腎盂腎炎、ネフローゼ症候群などの病名が思い浮かびますが、最近、慢性腎臓病という新しい診断名が使われるようになりました。慢性（Chronic）腎臓（Kidney）病（Disease）の頭文字を取って、「ＣＫＤ」とも呼ばれます。

ＣＫＤは、単一の病気の名前ではありません。原因は何であれ、腎臓が障害されていく病気の総称で、慢性的に経過する腎臓病はすべてこの中に含まれます。

高血圧、糖尿病、脂質異常症などの生活習慣病が、心筋梗塞や脳卒中のリスクを高めることはよく知られています。それと同じように、腎臓の機能が衰えて慢性腎不全になると、心臓病や脳梗塞のリスクを高めることがわかってきました。慢性腎不全から透析になるだけでなく、その先に、死に直結する病気が待っています。ですから、いまＣＫＤが注目されているのです。

慢性不全になる前に、なるべく早く治療を受けて進行を食い止めてほしい。それを啓発するために、CKDという考え方が提唱されているのです。

CKDの診断基準は、次の二つです。

①尿検査で尿タンパクが出るなど、明らかな腎疾患の所見があること。

②腎機能が健康な人の60％未満に低下していること。

このどちらか、あるいは両方が3か月以上続くと、CKDと診断されます。

尿検査で尿タンパクが陽性（＋）と出たら、尿中にタンパクが出ているということです。腎臓の機能が正常なら、タンパク質のような大きな物質はほとんど濾過されません。それが尿中に出てしまうということは、濾過装置である糸球体に何らかの異常があるということです。

尿タンパクが陰性（－）でも、糖尿病や高血圧がある場合は、より精密な「微量アルブミン尿」の検査を受けるといいでしょう。これにより、糖尿病性腎症を早期に発見できます。

腎機能は、糸球体濾過量（GFR）でわかります。これについては後述しますが、糸球体濾過量とは糸球体からボーマン嚢へ最初の尿を濾し出す能力のことです。「腎機能が60

％未満の低下」は、ＧＦＲでいうと、60mL／分／１・73㎡（平方メートル）未満になります。

慢性腎臓病の代表的な症状は、タンパク尿、血尿、むくみ（浮腫）、高血圧、尿量の変化（初期は尿量が増えて、そのあと減少）などです。タンパク尿や血尿は検査でわかりますが、病気がかなり進行するまで、これといった自覚症状はありません。検査をして初めて発見されることが多いので、定期的な検査が何よりも大事です。

## 慢性腎臓病は生活習慣病です

慢性腎臓病の患者さんは、１３３０万人いると推定されています（ＣＫＤ診療ガイドライン２００９／日本腎臓学会編）。20歳以上の成人の８人に１人が該当するといいますから、少なくない人数です。これだけ腎臓病が増えたのは、腎臓病の中身が以前とはだいぶ違ってきたからです。以前は、感染や炎症によって腎臓の組織が壊れ、機能が低下する病気（糸球体腎炎や腎盂腎炎など）が多かったのですが、いまは老化や生活習慣病による腎臓病が圧倒的に多くなっています。

腎臓は、24時間休みなく働き続けています。その働きのメインとなる組織は、血液を濾過する糸球体です。この糸球体がさまざまな原因で障害を受けると、次第に硬化して機能を果たせなくなります。

腎臓は左右に２個あり、腎臓１個当たり１００万個の糸球体を持っていますから、左右で２００万個あります。これがいつもフル稼働しているわけではなく、休んでいる糸球体もあります。多少糸球体が破壊されても、休んでいる糸球体がそれをカバーするので、すぐに腎機能が低下するわけではありません。しかも、腎臓は左右で補い合っていますから、腎機能が50％くらいまで落ちても特に症状が出ることはありません。

しかし、残っている糸球体には過剰な負担がかかっています。そのため、機能が50％以下になると糸球体が壊れるスピードが速くなり、腎機能はどんどん低下して、やがて慢性腎不全に陥ってしまうのです。

このように、腎臓は長年使い続ける間に機能が低下していきますが、それに追い打ちをかけるのが、糖尿病、高血圧、脂質異常症（高脂血症）、肥満といった生活習慣病です。

これらの病気が腎臓の働きを低下させ、慢性腎臓病の発症を早めたり、進行を促進させることがわかっています。さらに近年、高尿酸血症という病気が増えており、痛風などの原因になるばかりか、腎障害の進行を早めるといわれていますので、要注意です。

たとえば、糖尿病で高血糖の状態が長く続くと、糸球体の毛細血管が障害を受けて濾過能力が低下し、やがて糖尿病性腎症を発症します。また、高血圧も腎臓の働きを低下させ、それがさらに血圧を上げるという悪循環を招きます。脂質異常症から動脈硬化が進行すれば、腎臓の血管も障害を受けやすくなります。

高血糖、高血圧、脂質異常のうちの二つと内臓脂肪型肥満が重なった状態をメタボリックシンドロームといいます。近年、よく聞く言葉になりましたが、これは慢性腎臓病の最大のリスクファクターなのです。

また慢性腎不全は、先に述べたように心臓病や脳卒中のリスクを高めます。そのことからも、腎臓と心・循環器との関係は深く、慢性腎臓病が生活習慣病の一つであることがわかるでしょう。肥満、運動不足、喫煙、飲酒などの生活習慣の改善は、メタボだけでなく、慢性腎臓病の予防にもつながるのです。

## 治る可能性のある急性腎不全、治らない慢性腎不全

慢性腎臓病を治療しないで放置しておくと、やがて慢性腎不全になります。

腎不全とは、腎臓の機能が低下して正常に働かなくなった状態をいいます。急激に腎機能が低下する急性腎不全と、数か月〜数十年の間に徐々に進行する慢性腎不全がありますが、この二つは同じ腎不全でもまったく違います。

急性腎不全は、腎臓に流入する血流量が低下する腎前性、腎臓の機能そのものが障害される腎性、腎臓でつくられた尿を排泄する経路（尿管、膀胱、尿道など）が閉塞して起きる腎後性の三つがあります。急性腎不全のほとんどは腎前性か腎性ですが、進行とともに症状が複合的に現れることもあります。

原因や症状は起きる場所によって異なりますが、急性腎不全の場合は原因となる疾患が治療できれば、可逆的、すなわち回復する可能性があります。一時的に透析になっても、元の透析が必要ない状態に戻ることができます。

## 慢性腎臓病から慢性腎不全への進行

| | |
|---|---|
| **第Ⅰ期**<br>（腎機能低下） | ・腎機能（糸球体濾過能力）は 70〜50% に低下<br>・予備能力で働きは維持されているため、症状はない |
| **第Ⅱ期**<br>（腎機能障害） | ・腎機能は 50〜30% に低下<br>・血清クレアチニン値が正常範囲（男性 0.5〜1.1、女性 0.4〜0.8）を超えて 2mg ／ dL 以上になる<br>・人によって症状が出てくる |
| **第Ⅲ期**<br>（腎不全） | ・腎機能は 30〜10% に低下<br>・血清クレアチニン値が 3mg ／ dL 以上になる<br>・薬物、食事療法が始まる |
| **第Ⅳ期**<br>（慢性腎不全） | ・腎機能は 10% 以下<br>・血清クレアチニン値は 8mg ／ dL 以上<br>・尿がほとんど出なくなり、透析か腎臓移植が必要になる |

それに対して、慢性腎不全が回復する可能性はほとんどありません。腎臓は肝臓のように再生する臓器ではないので、一度細胞が破壊されると元に戻ることはありません。

残存機能が10％以下の末期腎不全になると、もはや自分の腎臓では血液を浄化できなくなってしまいます。

このように、慢性腎不全の行き着く先は、人工透析か腎臓移植しかなくなってしまいます。しかし、人工透析という治療があるだけでも救いです。

慢性腎不全になってしまったら、いかにその進行を抑えて透析への移行を遅らせるかということが大事になってきます。同時に、慢性腎不全になるとさまざまな合併症を起こすようになるので、それらの合併症を抑えて、心臓病や脳卒中などの重大な合併症を防がなくてはなりません。慢性腎不全の治療のポイントは、その二つがメインです。

慢性腎臓病から慢性腎不全への進行状況は、前ページの表のように四期に分けられます。

## 末期腎不全に起きる尿毒症の症状とは

腎不全になると、先に述べた腎臓の機能のほとんどが低下し、その影響は全身に現れます。まず、尿をつくることができなくなり、排泄機能が低下します。すると、本来なら尿中に排泄される尿毒素（老廃物）が体内に蓄積され、尿毒症状が現れます。

初期の尿毒症の段階では疲労感などが現れますが、尿毒素の蓄積が進むと食欲不振、吐き気などの消化器症状、頭痛、注意力散漫などの神経系の症状が出ます。さらに進行すると、けいれんや意識障害を起こすこともあります。

尿毒症の進行によって尿量が減ると、塩分や水分を排泄できなくなり、体内に水分がたまってきます。最初は手足や顔がむくみますが、進行すると肺水腫やうっ血性心不全から呼吸困難に陥ることもあります。また、血圧も高くなります。

電解質（ナトリウム、カリウム、カルシウム、リンなど）の排出・調整もできなくなるので、電解質のバランスが崩れ、血中のカリウムの濃度やリンの濃度が高くなります。高カリウム血症になると、不整脈を起こすこともあります。

また、酸の排出能力が低下してpHの調節ができなくなり、血液が酸性に傾くアシドーシスを起こします。

内分泌系にも異常が起きてきます。赤血球の産生を刺激するエリスロポエチンの分泌が低下して、貧血を起こしやすくなります。また血圧を調整するホルモンの分泌が低下して血圧が上がったり、活性型ビタミンDがつくられず骨がもろくなります。

尿毒症のおもな症状を次ページにイラストで表しました。吐き気、食欲不振、頭痛、イライラ、だるさ、不眠、視力障害、皮下出血、動悸、心肥大、心不全など、不定愁訴から内臓疾患まで、その影響は全身に及びます。

## 尿毒症の症状例

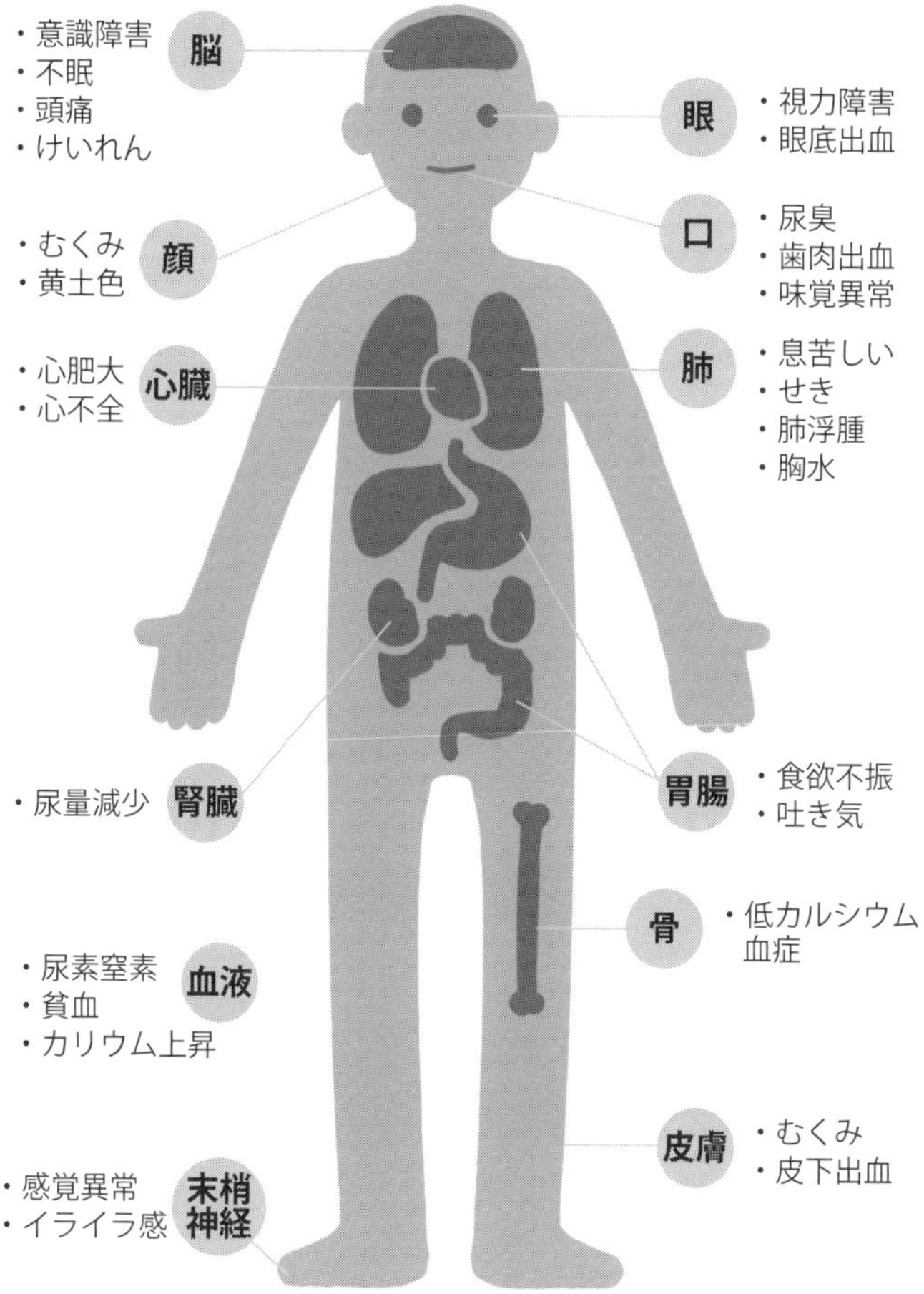
脳
・意識障害
・不眠
・頭痛
・けいれん
眼
・視力障害
・眼底出血
口
・尿臭
・歯肉出血
・味覚異常
顔
・むくみ
・黄土色
心臓
・心肥大
・心不全
肺
・息苦しい
・せき
・肺浮腫
・胸水
腎臓
・尿量減少
胃腸
・食欲不振
・吐き気
骨
・低カルシウム血症
血液
・尿素窒素
・貧血
・カリウム上昇
皮膚
・むくみ
・皮下出血
末梢神経
・感覚異常
・イライラ感

## 腎機能の指標、糸球体濾過量とは

腎機能を知る指標になるのが、糸球体濾過量（ＧＦＲ）です。これは、フィルターの役目を持つ糸球体が、１分間にどれだけ血液を濾過し、尿をつくれるかを表す数字です。糸球体が濾過した液（尿）を直接取り出すことはできませんが、年齢と性別、血清クレアチニン値から、簡単に推算糸球体濾過量（ｅＧＦＲ）が計算できます。血清クレアチニン値は腎機能が50％以下にならないと上がってこないため、初期の腎機能の低下に気づくのが遅れる恐れがありますが、ｅＧＦＲならそういう見落としを防ぐことができます。

計算式は、男女別になっています。

男性…ｅＧＦＲ＝１９４×年齢－０・２８７×血清クレアチニン値－１・０９４

女性…男性のｅＧＦＲに０・７３９をかけたもの

ｅＧＦＲの単位は「mL／分」です。この計算式から導き出された数値は、ほぼ腎機能のパーセンテージに対応しています。たとえば、腎臓の働きが健常な人ならｅＧＦＲは１００

0mL／分で、これは腎機能が100%機能しているということです。腎臓の機能が落ちるほど、また高齢になるほど数値は低くなります。もし70mL／分なら、腎機能は70%に低下しているということになります。

ご自分のeGFRが知りたい人は、インターネットで糸球体濾過量を検索し、性別、年齢、クレアチニン値を打ち込めば、すぐに計算されて出てきます。採血検査のたびに計算して、自分で知っておくことも大事ですね。

ここで、腎機能に関係の深い血清クレアチニンと尿素窒素（BUN）という二つの血液検査の数値についても説明しておきましょう。

・血清クレアチニン（Creatinine：Cr）

筋肉でつくられる代謝産物（老廃物）の一つです。腎臓の機能がよければ、そのすべてが糸球体から排泄されます。しかし腎機能が低下すると、排泄量が減って血液中に残ります。したがって血中のクレアチニン値が高いほど、腎機能の低下が疑われます。ただし、筋肉の多い人は高めに、少ない人は低めに出る傾向があります。

・尿素窒素（ＢＵＮ）

食べ物からとったタンパク質が体内で分解されたときにできる代謝産物（老廃物）が尿素です。尿素はすべて腎臓から濾過されて尿中に排泄されますが、腎臓の機能が低下すると排泄能力が落ち、血中にたまってしまいます。尿素は窒素を含んでいるため、実際は血中窒素を測定します。それが尿素窒素で、基準値（８・０〜22・０mg／dL）より高いと腎障害が疑われます。

尿素窒素はタンパク質の摂取量の多寡《たか》に左右され、多くとりすぎると尿素窒素も高くなります。クレアチニンは、タンパク質の摂取量の影響を受けません。

ほかにも、腎機能で重要な検査数値に、血清尿酸、血清ナトリウム、血清カリウム、血清カルシウム、血清リンなどがあります。

## 腎機能を肩代わりする三つの選択肢

慢性腎不全になり、もはや自分の腎臓で血液を濾すことができなくなったら、腎臓の機能を代替する治療が必要になってきます。その選択肢は、大きく分けて二つあります。人工透析と腎移植です。

人工透析は、ダイアライザーという透析装置を使って行う血液透析と、自身の腹膜を利用する腹膜透析があります。

腎移植は、ドナー（臓器提供者）から腎臓を提供してもらう生体腎移植と、亡くなった（脳死）人から腎臓を提供してもらう献腎移植があります。腎臓は二つあるので、健康な人なら、一つを摘出して移植することができます。

慢性腎不全になったとき、日本での第一選択肢は人工透析、それも、圧倒的に血液透析です。したがって血液透析の管理については、日本は非常に進んでいます。

透析の人口比率は、日本は世界で断トツ1位です。2位はアメリカですが、人口比でいうと、アメリカは日本の半分に過ぎません。そのかわり腎移植は、日本の20倍もあります（2002年。人口比はアメリカが日本の2倍。トランスプラント・コミュニケーションより）。

日本と世界の末期腎不全患者の治療を比較すると、世界の慢性腎不全患者245・6万人のうち、血液透析は69％、腹膜透析は11％、腎移植は23％です。それに対して日本の末期腎不全患者（32・5万人）中、92％が血液透析、3・2％が腹膜透析、腎移植は5％です（いずれも2009年末。日本透析医学会資料より）。日本は、慢性腎不全患者の9割以上は血液透析という、世界でも類を見ない血液透析大国なのです。

なぜ血液透析が多く、腎移植が少ないのかは、いろいろな理由が考えられます。透析が日本に入った経緯や健康保険制度などもありますが、臓器移植という考え方が日本人になじまなかったというのが大きいのかもしれません。

腎移植は、生体移植が増えていますが、腎移植への理解が進んでいないことやドナーが少ないことなど、まだまだハードルが高い状況です。

## 人工透析導入の決断

人工透析を始める基準は、クレアチニンでいうと6㎎／dL以上、尿素窒素（BUN）でいうと80㎎／dL以上というのが一つの目安です。しかしそういう検査数値だけではなく、患者さんの全身状態も重要です。体がむくんできて、肺に水がたまってくると、息が苦しくなります。肺水腫といって、肺が水たまりのようになった状態です。水が引かないと心不全になる恐れがありますから、透析を考えなければなりません。

急性腎不全のように急激に症状が悪くなる場合は、一時的に透析でサポートすれば尿が出るようになってよくなります。ところが慢性腎不全は、ジワジワ悪くなっていくので、経過を見ながら透析導入時期を決めます。

いよいよ透析が必要だと医師から言われると、命にも関わる問題ですから、家族は当然導入を受け入れるでしょう。

しかし導入の決断は、よく考えてから行なってください。

いったん透析が始まると、週に3日は病院に通わなければなりません。本人が一人で通院できない場合は、家族が付き添うことになります。いろいろな局面で生活が変わり、それがこれから一生続くのです。

日本の透析医療の問題点は、導入する医療機関と透析を実施する医療機関が違うことがある、ということです。導入は大きな病院で行い、退院してから地元のクリニックで透析の治療を受けるというパターンがよくあるのです。透析を導入したら、そのあとの経過を観察するという責任がともないますが、導入と治療が別々だと、その責任が果たされません。

導入する病院の中には、比較的安易に導入してしまうところもあります。しかし透析は、いったん始めたら後戻りできません。そして透析を止めると、患者さんは1週間で亡くなってしまいます。

私たちは、導入もしますし、透析もします。また、他院で導入された患者さんが、当院で透析を受けられることもあります。これまでいろいろなケースを見てきましたが、高齢者の場合は、導入は慎重にしたほうがいいようです。

岡山市内の大きな病院から移って来られたFさん（80代・男性）は、大学病院で透析が必要だと言われましたが、ご家族がお断りしたそうです。そこで大学病院を退院せざるを得なくなり、当院に転院して来られました。

確かにFさんの腎機能の数値は悪く、それだけ見たら透析が必要でした。しかし当院でリハビリや栄養の管理をしたら、数値はそこで踏みとどまり、お元気になって退院して行かれました。

高齢者の場合は進行が遅いので、病院からすすめられてもすぐに透析を始める必要はありません。私はＢＵＮが１００mg／dLを超えても、カリウムが高くない場合は透析せず、１か月くらいは様子を見ます。その間に、透析ができるかどうか全身状態や認知機能などをチェックし、並行してリハビリと栄養指導をしっかりやると、数値がスッと下がることがあるのです。むしろ高齢者のほうが、延命する余地があるようです。

しかし、たまたま体調の悪いときに引っかかって透析を始めてしまったら、不用意な導入になってしまいます。

医者として、そのあたりの見極めは重要だと思います。つまり、腎臓庇護療法がしっかりと行われているのか？　適切な食事指導が行われているのか？　適切な運動が行われているのか？　など、多方面から検討しておく必要があります。適切な点滴と利尿剤の併用で腎機能が改善し、透析導入が不要になった症例も経験しています。

## 透析医療の中心は血液透析

日本で人工透析といったら、ほとんどの人が血液透析を思い浮かべるでしょう。というよりも、人工透析イコール血液透析と思っている人が多いのではないでしょうか。

そこでまず、血液透析がどのようなものか、説明しましょう。

末期腎不全にまで進行した患者さんは、尿毒症になります。それを防止するには、人工的な手段で腎臓の機能を肩代わりしなければなりません。肩代わりする腎臓の機能は、おもに「老廃物の除去」と「電解質と水分量の維持」です。

血液透析（ＨＤ）では、血液をいったん体の外に循環させ、「ダイアライザー」という透析装置（人工膜）を通して血液を濾過し、きれいになった血液を体内に戻します。血液を濾過する人工膜には、目には見えない小さな穴がたくさん開いていて、この穴から小さい分子量の水や電解質（ナトリウムやカルシウム、カリウムなど）、尿素、クレアチニンなどを通します。しかし体に必要な、大きい分子量の物質、たとえば血球、タンパク質、アルブミンなどは通しません。

人工膜のまわりは、透析液で満たされています。液体は、そこに溶けている溶質の濃度が異なると、濃度の高いところから低いところに移動し、同じ濃度になろうとする性質があります。血液透析もこれを利用し、人工膜（半透膜）をはさんで、濃度の高い血液側から濃度の低い透析液側に物質（老廃物）が移動し、血液を濾過します。この、半透膜を挟んだ物質の移動を、「拡散」といいます。

この透析に使うダイアライザーは、「人工腎臓」とも呼ばれています。

血液透析をする前に、患者さんにはあらかじめ腕にシャント（バスキュラーアクセス）をつくる手術を施しておきます。このシャントから血液を体の外に取り出し、浄化した血液を体内に戻します。したがって、透析の際は腕に2回針を刺します。

シャントは、利き腕ではないほうの腕時計をはめるくらいのところで、静脈と動脈をつなげます。こうすることによって、静脈に動脈血が流れ込んで勢いがよくなるので、その静脈に針を刺し、血液を引き出します。

血液透析は、透析設備を備えた医療機関に週3回程度通わなければなりません。1回の透析時間は4時間が基本です。3時間透析を希望される方もおられますが、穿刺《せんし》して痛い思いをするなら、せっかくですから4時間透析をし、血液をきれいにして、元気になっていただきたいと思っています。

## 東日本大震災で注目された腹膜透析

日本では歴史的に血液透析が多く、腹膜透析はあまり普及していません。健康保険の適応になったのも、血液透析が1967年なのに対し、腹膜透析は1985年です。

ところが、2011年の東日本大震災で、腹膜透析が一躍注目されるようになりました。血液透析の患者さんは、透析の設備や十分な水がないと透析を行えません。ところが腹膜透析なら、避難場所の体育館でもすることができます。そこで厚生労働省は、これまで低かった腹膜透析の保険点数をグッと上げて、普及に乗り出したのです。

腹膜透析（ＰＤ）は、自分のお腹にある腹膜を使って血液を濾過する方法です。血液透析のような大掛かりな装置が必要ないため、自宅や勤務先でできます。腹膜透析には、一日数回透析液を交換するCAPDと、就寝中に器械によって自動的に透析液を交換するAPDがあります。仕事をしている人たちは、これまでどおりの生活を維持できるAPDを選ぶ人が多いようです。

腹膜透析をするには、お腹にカテーテルを埋め込む手術が必要です。このカテーテルを通して透析液を一定時間お腹に入れておき、腹膜を介して不要な老廃物や余分な水分を血液中から透析液のほうに移動させます。血液透析の人工膜と同じように、腹膜にも小さい穴が開いていて、そこから濃度の低い透析液のほうに物質が移動します。

このように腹膜透析も基本的には拡散の現象を利用して、物質の移動を行っています。長時間透析液を腹腔内に入れておくと、濃度勾配（濃度の高いほうから低いほうへの移動）がなくなり、拡散が弱まるので、6時間くらいで新しい透析液に交換します。

血液透析と違う点は、浸透圧によって除水することです。血液透析は限外濾過といって、片側の溶液（血液が入っている側）に圧力をかけて膜の反対側（透析液側）に水を押し出し、体内にたまった水分を除水します。それに対して腹膜透析では、血液と透析液の浸透圧の差を利用して除水しますが、その際、ブドウ糖濃度の高い透析液を使って、血液の中

## 血液透析と腹膜透析との比較

| | 血液透析（HD） | 腹膜透析（PD） |
|---|---|---|
| 実施場所 | 医療施設 | 自宅 |
| 透析実施者 | 医療従事者 | 本人または家族 |
| 透析実施の頻度 | 週 3 回程度 | 毎日 3～4 回 |
| 通院回数 | 月 8～12 回 | 月 1～2 回 |
| 腎機能 | 急速に不能 | 保持 |
| 手術内容 | シャント造設 | カテーテル挿入 |
| 自覚症状 | 疲労感、透析中血圧降下 など | 慣れるまで腹満感がある |
| 血圧管理 | 困難 | 容易 |
| 食事・水分制限 | 厳格 | 比較的ゆるやか |
| スポーツ | ほぼ自由 | 腹圧禁 |
| 入浴 | ほぼ自由 | カテーテル保護 |
| 廃液量管理 | 厳格 | 曖昧 |
| 合併症 | 可能性あり | 可能性あり |
| 感染症 | 可能性あり | 可能性あり |
| 免疫抑制剤 | 不要 | 不要 |

の水を外に出します。

腹膜透析は在宅でできますが、透析液の交換やカテーテルの洗浄などが必要です。カテーテルの洗浄が不十分だと、そこから感染症を起こし、腹膜炎を発症することがあります。

## 「PDファースト」という考え方

血液透析と腹膜透析のどちらを選ぶかは、患者さんの状態や腎臓の残存機能、ご本人の希望、生活スタイルなど、さまざまなことを考慮して決めます。

腹膜透析は、高齢者にやさしいと言われています。その理由は、心臓や血管への負担が少ないこと、残存腎機能を保てるので自分の尿を維持できること、血液透析に比べて食事制限が緩やかであること、透析中の血圧の変動が少ないことなどがあげられます。

また、在宅でできるため、日常生活の自由度が高く、患者さんの生活の質（ＱＯＬ）を維持しやすいのも大きなメリットです。

しかし、これを選択できない患者さんもいます。たとえば糖尿病性腎症で透析を受ける場合、血糖値のコントロールが不安定になりやすいという問題があります。また、高齢者で認知症があったり、指先の細かい作業ができなかったりすると、透析バッグの交換やカテーテルの管理ができないので、家族に負担をかけてしまうことになります。

一方、血液透析は、週3回、4～5時間も医療機関に拘束されるため、生活の自由度は制限されますが、定期的に病院に通うことで体調管理がしやすいというメリットがあります。

このようにどちらもメリット、デメリットがありますが、腹膜透析のいちばんの問題点は、透析液に高濃度のブドウ糖液を使うので、長く腹膜透析を続けるうちに腹膜が薄くなり、劣化してしまうことです。人にもよりますが、だいたい5～7年くらいで腹膜が使えなくなります。

ですから、人工透析が必要になって、腎臓の機能が多少でも残っており、腹膜透析ができる状態なら、まず腹膜透析を行い、その後は腹膜の状態を見ながら血液透析に移行する「PDファースト」という考え方が広がりつつあります。腹膜透析から血液透析への移行はできますが、その逆は基本的にはないといっていいでしょう。

腹膜透析なら残存腎機能を保持できますが、最初から血液透析をしてしまうと、自尿が出ていた人でも、おしっこが出なくなってしまいます。それは、あまりにもったいないことです。

血液透析は最後の手段です。シャントが詰まってどこにもつくれなくなった場合、血液透析から腹膜透析に変えることもありますが、それはレアケースです。そういうことを念頭において、透析治療の選択をしてほしいと思います。

次章からは、具体的な透析のお話をしましょう。血液透析が圧倒的に多いので、以降は血液透析を中心にした話になります。

# 第2章

# 安全で快適な透析医療を受けるために

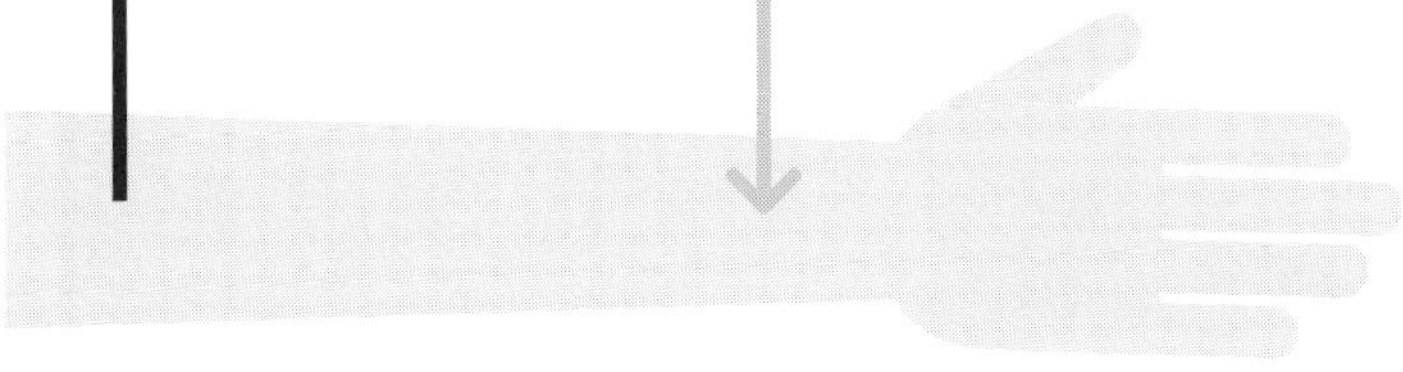

## 透析が担う腎臓の10分の1の機能

腎臓は絶え間なく血液を濾過し、尿をつくって不要な老廃物を捨てています。その働きは、365日、1分1秒も休むことはありません。おかげで私たちの体内にはいつもきれいな血液が流れ、滞りなく生命活動が行われています。

その腎臓の働きを、透析で肩代わりするといっても、それは容易なことではありません。ちょっと、計算してみてください。

1回4時間の透析を週に3回受けると、12時間になります。しかし健康な腎臓は、その間も休みなく働いています。両者の機能を単純に時間数で比べると、1週間は168時間ですから、透析は腎臓の10分の1にも足りません。これでは、腎臓の機能を十分肩代わりしているとは、とてもいえないでしょう。

ですから、「透析をしていればいい」というわけではないのです。その足りない分は、ほかのことで補わなければなりません。それが、毎日の生活習慣や薬物治療などです。

それと並んで大切なことは、いかに透析効率を上げて、しっかり尿毒物質や水を抜くかということです。それがしっかりできると、患者さんは体調が整い、元気になってきます。透析がきちんとできているかどうかは、患者さんの体調管理の上で、きわめて重要なことです。

そのためには、4時間以上しっかり透析をすることです。全国の透析施設の透析平均時間を見ると、3・5時間前後です。しかしこれでは、十分な除水ができませんし、尿毒物質も取りきれません。それは次に持ち越され累積していきます。水がたまれば心臓に負担をかけますし、尿毒物質がたまれば、合併症を招きやすくなります。

また患者さんには、日々のシャント管理と体重の管理をしっかりやっていただきたいと思います。シャントにトラブルが起きると、透析効率は下がり、最終的には透析ができなくなってしまうことがあります。また水分管理（体重管理）をおろそかにすると、体に水がたまって心不全のような死に至る病気になることもあります。

この章では、透析をする上で欠かせない、シャントと体重の管理についてお話ししましょう。

①シャント管理

## 透析患者さんの第二の心臓・シャント

血液透析では、血液ポンプを使って血液を体外に引き出し、ダイアライザー（透析器）できれいに浄化して再び体内に戻すという操作（これを体外循環といいます）を行います。そのとき、血液の出入り口になるのが、シャントです。シャントが詰まって血液が引き出せなくなると治療は続けられなくなりますから、患者さんにとってシャントはまさに命綱。「第二の心臓」といわれるゆえんです。

シャントは、手術で動脈と静脈を直接つなぎ、動脈から直接静脈に血液が流れるようにするものです。心臓から全身に血液を送る動脈は、血流量が多く、勢いよく流れています。それに対して静脈は、重力に逆らって心臓に戻るため、流れがゆるやかで、血流量も動脈のように多くありません。

血液透析で体の中にたまった水や老廃物を効率よく取り除くためには、1分間に150

## シャントとは

…透析をするために必要な処置

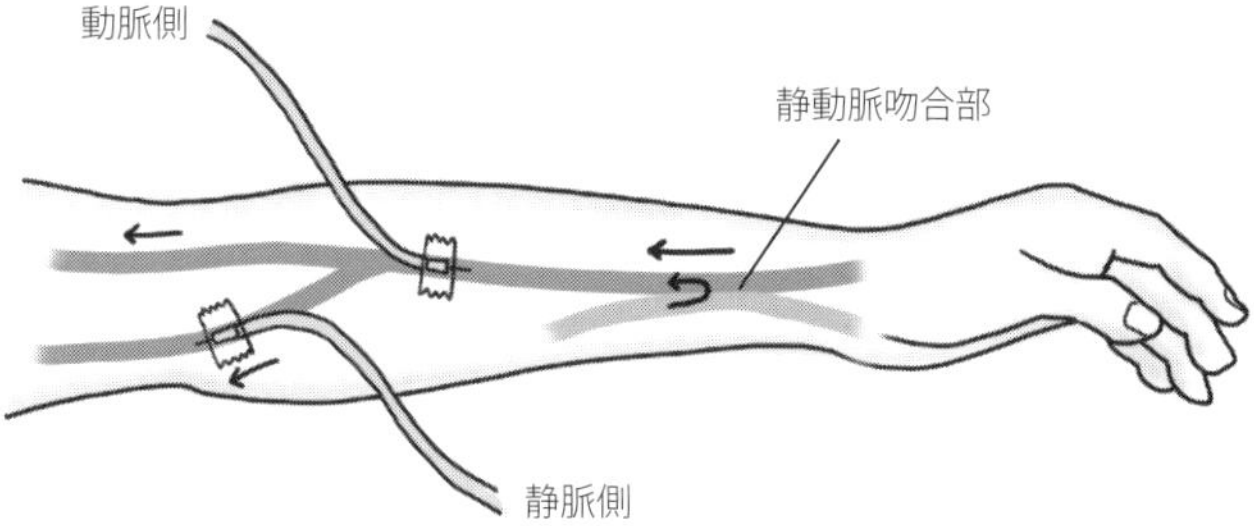


・腕時計をするあたりで動脈と静脈をつなぎ合わせるのが一般的
・動脈血が流れ込んで大きくなった静脈に針を刺して血液を引き出す

～２００mLの血液をダイアライザーに通さなくてはなりません。そのためには、勢いよく流れている動脈から血液を引き出すのがよいのですが、動脈は皮下の深いところにあり、針を抜いた後も出血が止まりにくいという難点があります。

そこで、皮膚に近いところにある静脈と動脈とをつなぎ合わせて、動脈の血液が静脈に流れ込むようにしたのがシャントです。シャントとは、「短絡」とか「バイパス」という意味です。

動脈と静脈をつなぎ合わせると、吻合《ふんごう》部（つなぎ合わせた部分）から大量の血液が静脈に流れ込んで、血管が太くなります。そこに針を刺して、血液の出入り口にします。

シャントは通常、利き腕でないほうの腕の、腕時計をする位置の近くに造設します。利き手が右手なら、左手の手首のあたりです。皮膚の下の自分の血管でつくるため、「自己血管内シャント（略して内シャント）」といいます。

血管の状態にもよりますが、この方法でシャントをつくると、5〜10年という長きにわたってシャントを使い続けることができます。なかには20年以上、同じシャントで透析をされている患者さんもいます。

しかし、全員が自己血管内シャントをつくれるわけではありません。皮膚近くにある静脈が細くて吻合できないような場合は、人工血管を埋め込んで、深部の動脈と静脈をつなげる手術を行います。これを「人工血管内シャント」といい、内シャントの一つです。長期の使用が可能ですが、人工血管と自己血管の吻合部に狭窄や感染が起きやすいので、注意が必要です。

また、そもそもシャントの造設ができない場合もあります。重い心臓病などでシャントが負担になるようなケースでは、皮膚の深いところを走っている動脈を持ち上げて皮下に移動させる手術を行い、この動脈に直接針を刺して血液を取り出す動脈表在化を行います。きれいになった血液は、静脈に返します。

シャントの再造設をくり返してシャントをつくる血管がなくなったり、血管がもろすぎてシャントがつくれない場合もあります。そんなときは、カテーテル（医療用の管）を頸部や鼠径部から静脈に挿入し、このカテーテルを介して透析を行います。

このカテーテル留置法では、カテーテルの出口部が常に感染の危険にさらされているため、清潔には十分な注意が必要です。

このように、シャント以外にもいろいろな方法で透析が行われるようになったため、現在ではシャントではなく、血液の出入り口という意味の「バスキュラーアクセス」という言葉が使われています。しかし依然として圧倒的にシャント（自己血管内シャント）が多いため、ここではシャントという表現を使い、内シャントを中心にお話しします。

## 透析を妨げるシャントトラブル

「あなたのシャントは、健やかですか?」。このように患者さんに尋ねたとします。「とりあえず、針を刺せているから、まぁ、いいか」という答えが返ってきたとすれば、私は、こういう返事が大嫌いです。

透析患者さんにとって、シャントはライフラインであり、第二の心臓です。それをこのように軽んじるのは、自分の命を粗末にしているのと同じことです。

透析は一生続く治療ですから、シャントもできるだけ長く、よい状態で使い続ける必要があります。シャントがまっすぐきれいに通った状態なら、体内からスムーズに血液が引き出され、スムーズに体内に戻っていきます。

ところが、透析を続けるうちにシャントにトラブルが起きて、透析に支障をきたすことがあります。シャント不全になったら透析ができなくなり、命にも関わります。ですから、シャントの管理が非常に大事なのです。

シャントのトラブルでいちばん多いのが、シャント血管の狭窄や閉塞です。シャント血管（静脈）には動脈から大量の血液がすごいスピードで流れ込み、血管の壁にぶつかります。そのため血管壁が厚くなり、狭窄しやすくなります。そこに血管の硬化や石灰化、たび重なる穿刺《せんし》などが加わると、さらに血管が狭窄しやすくなります。

こうして徐々にシャントが狭窄すると、シャントが詰まってきます。すると、血流がうっ滞したり逆流したりして、最後は透析ができなくなってしまいます。

また、シャント血管に狭いところがあったり、毎回同じところに穿刺していると、シャント血管にコブができることがあります。これをシャント血管瘤といいます。このコブが大きくなると、やはり血液のうっ滞や逆流の原因になります。また、痛みが出たり、皮膚が薄くなって破裂することもあります。

そのほか、シャント血管の上流（心臓に近いほう）が狭窄して上肢が異常にむくんでしまう静脈高血圧症、指先に血流が行かなくなるスチール症候群、シャントの感染から起きる感染症など、いろいろなシャントトラブルがあります。

こうしたトラブルをくり返してシャントが使えなくなってしまうと、別のところにシャントを再造成しなければなりません。

通常は、左の手首のシャントがダメになったら左の上腕、それがダメになったら反対側（利き手）の手首、上腕という順番でつくっていきます。しかし上肢にシャントをつくると穿刺しにくく、利き手のシャントは、シャントを痛めやすく、生活もこの上なく不便になります。ですから、最初につくったシャントを大事に使ってほしいのです。

当然、シャントを作成する医療サイドも、長続きする良好なシャントをつくってくれる医師に依頼することが大事だと思います。私は、幸いにも同級生に腕のいい心臓血管外科医の知り合いが多いので、こうした先生方にお願いしています。

## シャントを健康に保つ「シャント運動」

シャントトラブルを防いだり、シャントの機能を保つために、患者さんに必ず実践していただくのが「シャント運動」です。透析を受けている患者さんの血管は、たいてい動脈硬化が進んでいます。

## シャント運動

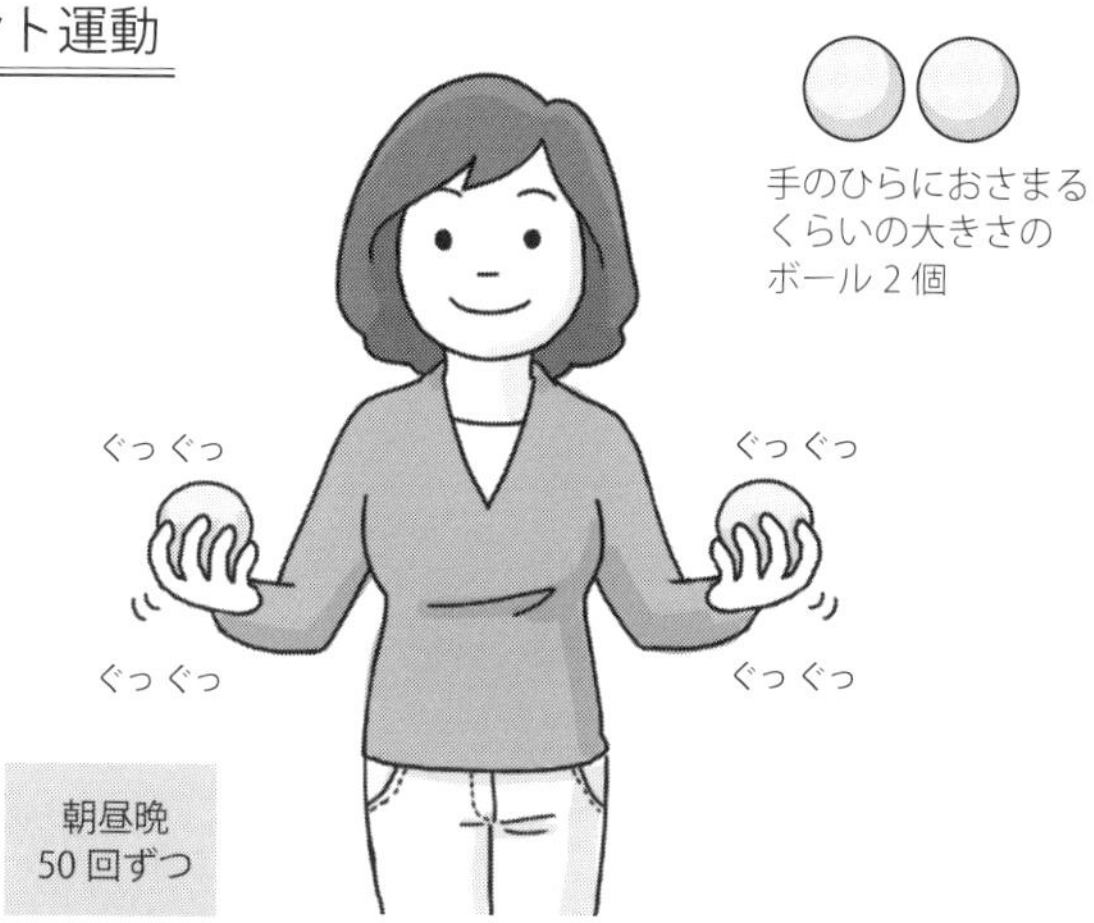


特に高齢者や糖尿病を合併している患者さんの血管は、もろく、詰まりやすくなっています。そういう血管をつないでシャントをつくるのですから、何もしなければすぐにトラブルを起こしてしまいます。

シャント運動は、手のひらにおさまるくらいの大きさのボールを、握ったり放したりする運動です。当院では朝昼晩50回ずつ、毎日必ずしてもらいます。

基本的にはシャントをしている側の手だけすればいいのですが、両手でするほうがバランスがよいので、ボールを二つ買ってもらい、両手でするよう指導しています。ボールは１００円ショップで売っているような、安いものでかまいません。

シャントをよい状態に保てるかどうかは、このシャント運動次第です。ボールを握ったり放したりすることで、血管が柔軟性を増して丈夫になり、血流がよくなります。血流がよくなれば、シャント血管の狭窄や閉塞、血管瘤などを防げます。しかも、透析効率もよくなります。

シャント運動の効果は、目に見えて出るわけではありません。しかし、長い年月の間に大きな差が出てきます。シャント運動をまじめに続けている人は、5年後、10年後のシャントや血管が違います。血管が発達して、シャントがきれいに維持されており、穿刺もラクです。

シャント運動は、透析の患者さんに不可欠のリハビリテーションです。これを怠ると狭窄やコブだらけのシャントになってしまい、再造設をくり返すはめになってしまいます。

## 毎日観察してシャントの異常を早めに発見

患者さんはシャント運動をするだけでなく、ふだんからシャントの状態をよく観察しましょう。シャントにはたくさんの情報が現れています。その情報をキャッチするだけで、シャントのトラブルを早めに発見できます。

観察の基本は、「見る」、「聞く」、「さわる」、「腕を持ち上げる」の四つです。

### ◉よく見る

シャント血管は、皮膚から少し盛り上がり、太くなっています。コブができていたり、太すぎると思われることもあるでしょう。シャントの状態は人によって違いますから、他人と比べて一喜一憂する必要はありません。ご自分のシャントが以前と違っていないか、違うとしたらどのように違っているか。それを観察してください。

とはいえ、毎日見ていると、その変化に気づかないこともあるでしょう。いまはスマホなどで手軽に写真を撮れますから、定期的に写真を撮って、時系列で比べてみると違いが

## 日頃のチェックポイント

・シャント血管が太くなっていないか

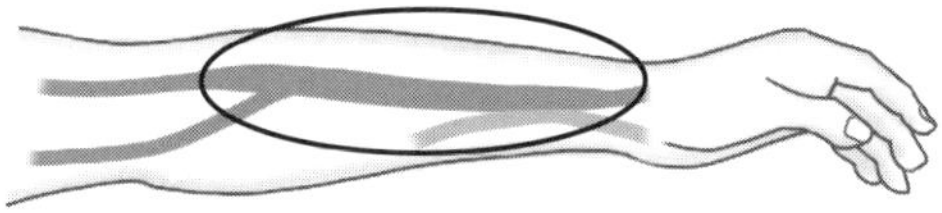

・コブやふくらみができていないか、コブの大きさはどうか

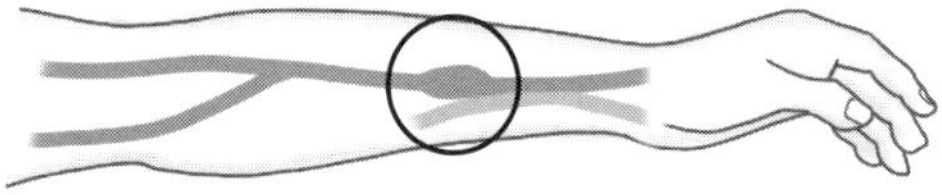

・シャント周辺の皮膚が赤くなったり、腫れていないか

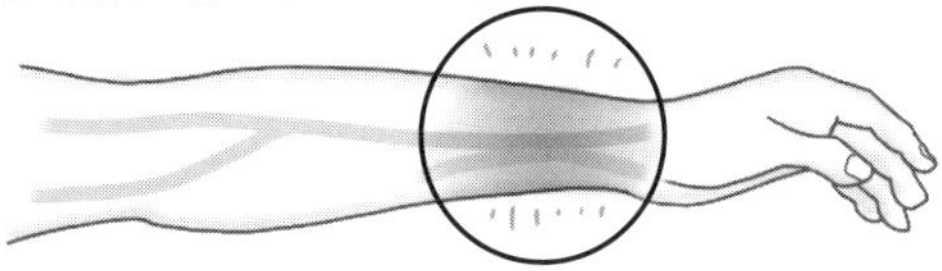

・手指が青白くなったり、カサカサしていないか

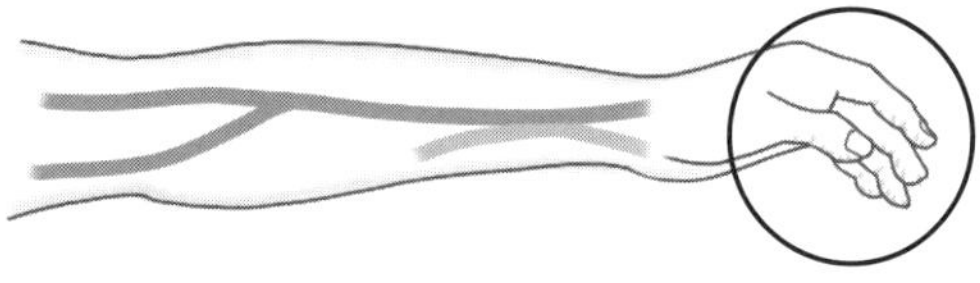

・腕全体が腫れていないか

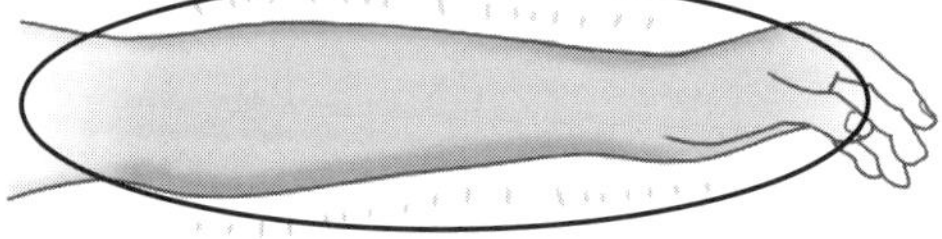

鮮明になります。

チェックポイントは、次の点です。

・シャント血管が太くなっていないか。
・コブやふくらみができていないか、コブの大きさはどうか。
・シャント周辺の皮膚が赤くなったり、腫れていないか。
・手指が青白くなったり、カサカサしていないか。
・腕全体が腫れていないか。

こうしたことから、シャント血管の血流量や狭窄、感染症の有無などを判断できます。異常を感じたら、すぐに透析のスタッフに見てもらいましょう。

## ◉よく聞く

シャントの部分からは、血液が流れるシャント音が聞こえます。このシャント音には、シャントのトラブルが如実に現れます。安く買えるものでいいですから、補聴器を購入し、一日に何回かシャント音を聞いてみましょう。

良好に流れているシャントは、比較的大きくて低い、「ゴーゴー」「ザーザー」という音がします。しかし、「ヒューヒュー」といった口笛のような高い音が聞こえたら、その近くに狭窄がある可能性があります。

また、連続した音ではなく、「ザッザッ」というような音の場合は、その中枢側（心臓に近いほう）に狭窄があることが疑われます。音の変化のある場所に狭窄があることが多いので、いろいろな場所の音を聞くことが大事です。

## ◉よくさわる

シャント部分をさわると、指にざわざわした感触が伝わらないでしょうか。このざわざわした感じを「スリル」といいます。シャントの静脈には動脈から勢いよく血液が流れ込み、血管壁に当たりながら流れていきます。そのときに生まれる乱流が、スリルとして感じられるのです。

良好なシャント血流では、シャント吻合部でスリルが強く、ひじや上腕に行くほど弱くなります。ひじでも強いスリルを感じるようであれば、シャント血流量が多すぎる恐れがあります。

また、スリルではなく、動脈の脈のようなトントンという拍動を感じるようなら、中枢に狭窄がある可能性があります。その場合、シャント静脈をさわるとやや硬く、指を押し返すような弾力があります。

シャント静脈が押してもへこまない程度の硬さなら、シャント静脈の血管壁に石灰が沈着していたり、血管内に血栓ができている疑いがあります。石灰が形成されると、血管は石のように硬くなります。逆に押してもほとんど抵抗がなければ、吻合部側に狭窄があり、シャント血流量が低下している恐れがあります。

## ◉腕を持ち上げる

これは、簡単に狭窄を見つける方法です。

仰向けに寝て、腕を床に伸ばします。そのときのシャント血管の張りを見ておいてください。腕を床から天井の方向に持ち上げていきます。45度くらい上げたとき、シャント血管はどうなっていますか。

へこんだら、その中枢側に狭窄はないと考えられます。腕を上げると、重力によってシャント静脈内の血液が心臓のほうに戻るからです。もし狭窄があると、血液は心臓のほうに戻らず、血管はふくらんだままです。

## 音を聞く

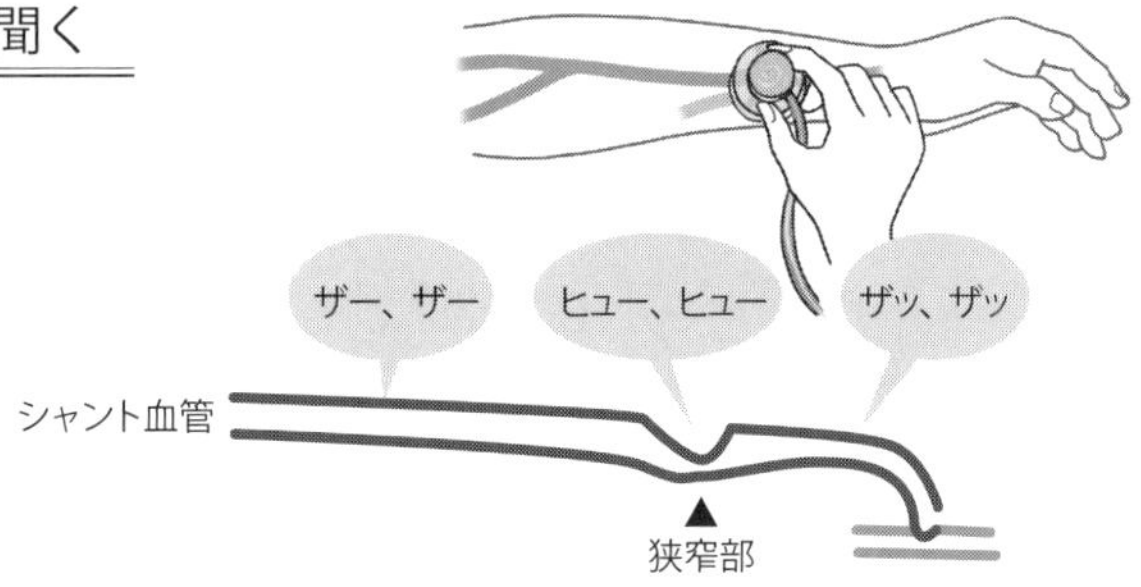


## さわってみる

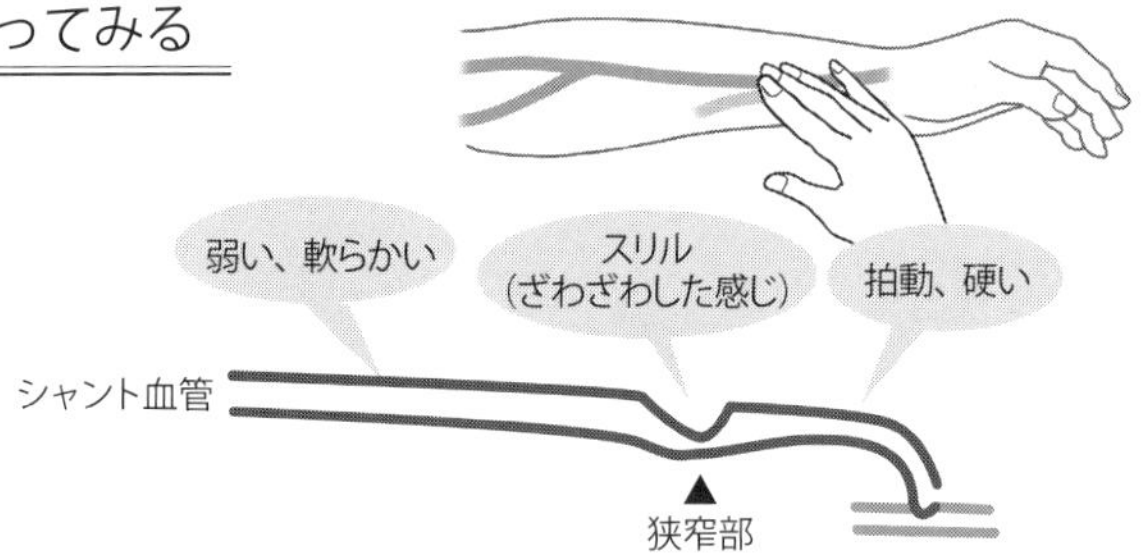


## 腕を持ち上げてみる

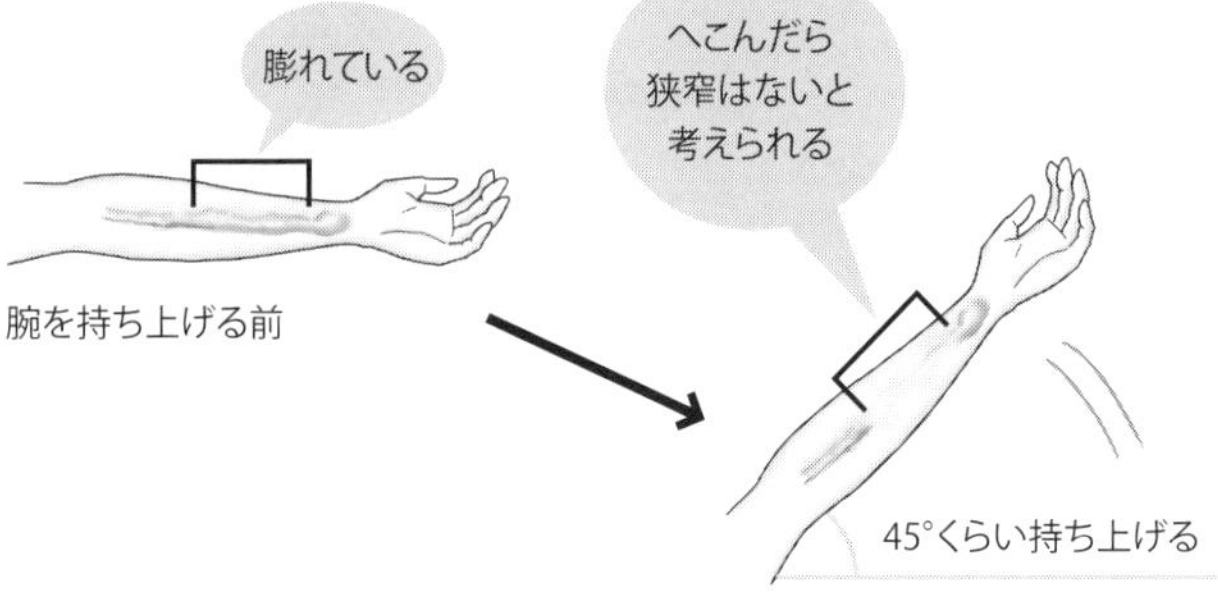

シャント血管の途中までふくらんで、その中枢側がへこんだら、ふくらんだところとへこんだところの境目当たりに狭窄があります。座ってすると、よりハッキリわかります。

このように、見る、聞く、さわる、腕を持ち上げるという簡単な動作で、シャントの流れと狭窄の有無がわかります。そうした変化を早めに見つけることが、シャントを長く保つ秘訣です。

## 健康なシャントは患者さんにも医者にもやさしい

シャントの血流がよければ透析効率が上がりますが、流れがよければよいほどいい、というものでもありません。シャントが流れすぎると、心臓に負担がかかってしまいます。

体格にもよりますが、私たちの心臓は１分当たり５Ｌの血液を送り出しています。流れの多いシャントでは、１分間に２Ｌ以上の血液が流れます。すると、心臓は１分間に７Ｌの血液を流さなければなりません。通常より、40％もオーバーワークになります。

これは、立っていても、ゆっくり歩いているときと同じくらい心臓が働いていることを意味します。こういう状態が続くと、負担がかかりすぎて、心臓が弱ってしまいます。

「よく流れているけれど、流れすぎない」ということが大事ですね。私たちが目指している理想的なシャントを、少々文学的に表現すると次のような感じになるでしょうか。

「吻合部から連続する、力強くてやさしく、しなやかなスリル」

この感じを、患者さんにも覚えてほしいと思います。こういう健康なシャントは、患者さんの体にやさしく、私たち医療スタッフにとっても扱いやすい、やさしいシャントなのです。

自分のシャントは、自分で守らなければなりません。それが、あなたの命を守ることです。その日常の注意を、以下にまとめました。
①見て、聞いて、さわって、血液の流れを確認する。
②シャント側の腕に、腕時計など、シャント血管を圧迫するようなものをつけない。
③シャント側の腕で血圧測定、採血、腕枕をしない。重いものを持たない。
④透析日は入浴しない。
⑤手の指、爪は清潔にしておく。

## 日常の注意点

・見て、聞いて、さわって、
血液の流れを確認する

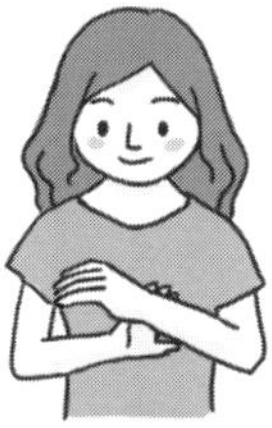

・シャント側の腕に、腕時計など、
シャント血管を圧迫するような
ものをつけない

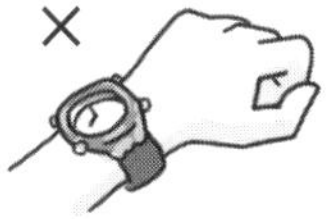


・シャント側の腕で血圧測定、
採血、腕枕をしない
重いものを持たない

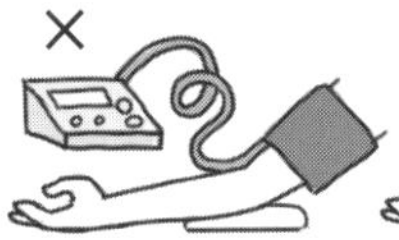


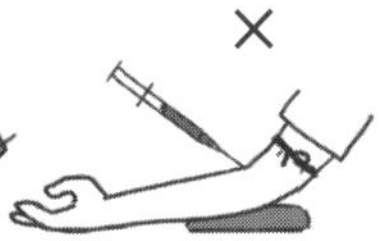


・透析日は入浴しない

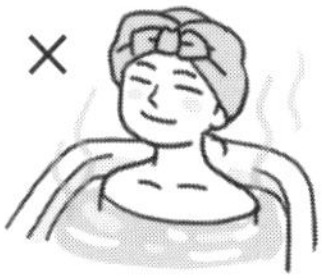


・手の指、爪は清潔にしておく

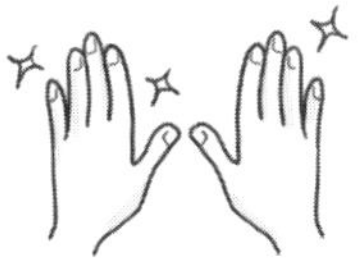

・シャント部分が
赤く腫れていないか、
痛みや熱はないか、よく見る

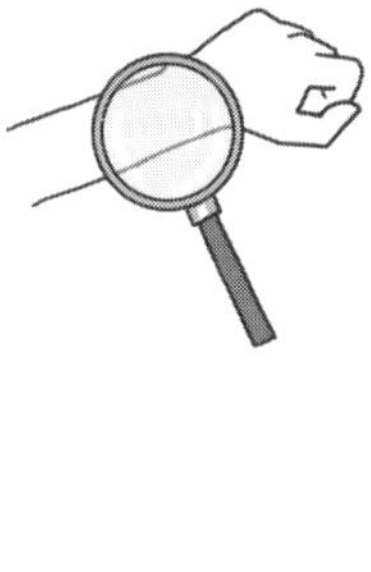

・出血したら速やかに止血する。
清潔なガーゼなどで出血部分を
強く押さえるとよい

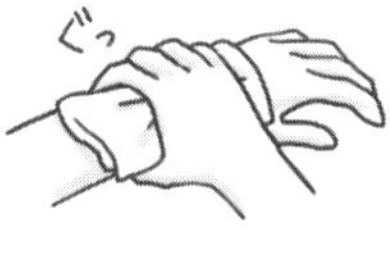

⑥シャント部分が赤く腫れていないか、痛みや熱はないか、よく見る。
⑦出血したら速やかに止血する。清潔なガーゼなどで出血部分を強く押さえるとよい。

## シャントエコーによる管理

シャントの管理は、当院で最も力を入れていることの一つです。したがって当然、院内でも厳しいシャント管理を行っています。

透析の現場で重要な役目を果たす医療スタッフに、臨床工学技士がいます。臨床工学技士はＭＥ（Medical Engineer）またはＣＥ（Clinical Engineer）と呼ばれる、医療機器を管理するプロです。人工透析器、人工呼吸器、人工心肺装置などの生命維持管理装置を、医師の指示のもとで操作し、手術や治療を補助します。透析治療の現場では、穿刺、透析器の操作、メンテナンス、患者さんのシャント管理など、中心的な役割を担っています。

私は新人ＭＥには、１年間、徹底したシャントエコー教育を行っています。シャントエコーとは、シャントを超音波（エコー）で見る検査です。その画像から、患者さんのシャントがどのような状態になっているかスケッチし、シャントマップを作成します。これを月に1回行い、患者さんのシャントに変化がないかチェックします。

超音波検査は、MEの専門分野です。それをシャントの管理に生かそうというのが、始まりでした。エコーは、ゼリーをぬるだけで痛くも痒くもなく、X線検査のような被ばくの危険もありません。患者さんの体にやさしい検査です。その上、たくさんの情報を得られます。

このシャントエコーがきちんとできると、シャント血管のどこが狭くなっているか、早めに見つけることができます。しかも、シャント血管の全体を見ることで、狭窄の見落としがなくなります。そのため、一度の手術（経皮的血管拡張術／PTA）で、狭いところを全部広げることができます。

シャントエコーがしっかり身につくと、ドクターの補助でPTAに入ったとき、自分がつくったマップに、実際の患者さんの血管の広がり具合をフィードバックできます。こうして経験を積むことによって、シャントマップの精度がさらに上がっていきます。この技術は、私たちにとって大きな財産です。

## シャントマップの例

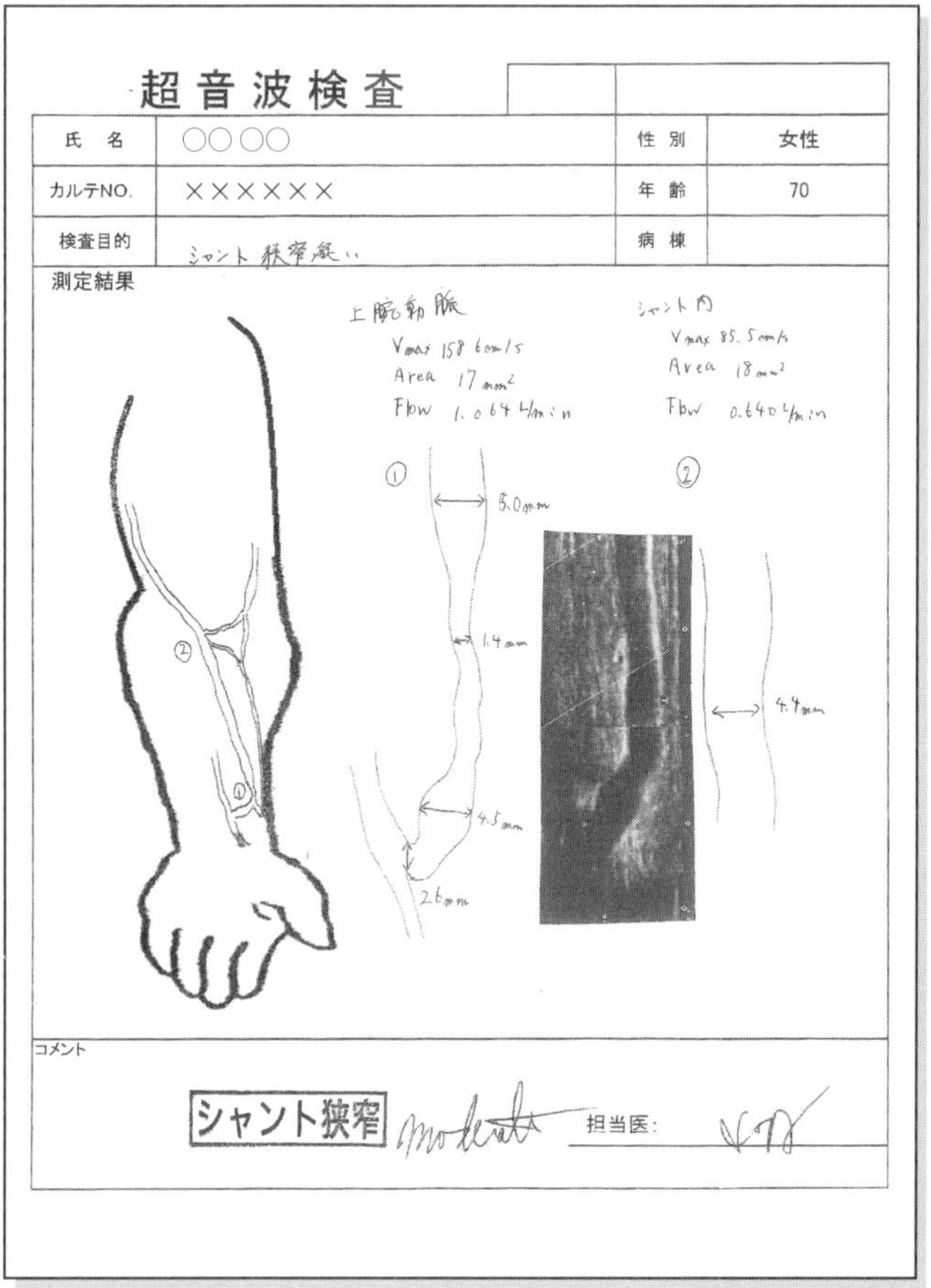

# 超音波検査

| | | | |
|---|---|---|---|
| 氏　名 | ○○ ○○ | 性 別 | 女性 |
| カルテNO. | ×××××× | 年 齢 | 70 |
| 検査目的 | シャント狭窄疑い | 病 棟 | |

測定結果



コメント

シャント狭窄 moderate

担当医:

## 「閉塞する前に治療を！」を合い言葉に

くり返しますが、透析で気をつけなければいけないのは、シャントの狭窄、閉塞です。シャントが狭窄すれば透析効率は著しく低下しますし、いきなりシャントが詰まってしまったら、透析ができなくなってしまいます。

それを防ぐのが、先ほど述べた経皮的血管拡張術（ＰＴＡ）です。この手術は、先端に風船（バルーン）のついたカテーテルを血管に入れ、狭くなったところでふくらませて血管を広げる手術です。30分～1時間で終わる、きわめて侵襲《しんしゅう》の少ない安全な治療です。

シャントが狭くなったり詰まる前に、ＰＴＡをして血管を広げておけば、いつもよい状態でシャントが使えます。以前は、シャントがつぶれてしまうと別のところに再造設し、シャントをつくる場所がなくなってしまうというようなこともありました。しかしこの治療をするようになって、１回シャントを造設すると、そのシャントが何年も長く使えるようになりました。

ＰＴＡを早めにするために必要なのが、シャントエコーです。血管の内径が１・５㎜を切ると要注意ですから、シャントエコーで血管の狭窄がわかったら、透析カンファレンスで検討し、患者さんやご家族の同意を得たら、早めに治療を行います。特に高齢者は、突然詰まってしまうような事故が起きるので、注意深く観察し、早め早めに治療を行います。

これまで、私たちは１７０例以上のＰＴＡを行いましたが、そのうちの85％は事前に狭窄がわかったものです。課題は、シャントエコーをとってもわからなかった、残りの15％です。

なぜ突然詰まってしまったのか、なぜそれを予測できなかったのか、詰まった後どんな処置をしたのか、それを検証して統計を取り、その結果を２０１５年９月に第８回成果集中治療学会（韓国ソウル市）で発表しました（次ページ参照）。

突然詰まってしまう危険因子として、年齢が重要だということがわかりました。81歳以上で統計学的に有意な結果であることが判明し、男女で差はありませんでした。

今後も高齢者の透析患者さんが増えることは明白ですから、シャント運動をしっかりと指導していきたいと思っています。

## シャント閉塞例の治療内訳

170 例中 145 例（42+53+50=145）が閉塞前に計画的に PTA を実行した。一方で、25 例が突然閉塞した。その治療の内訳は、

| | |
|---|---|
| 1. ダブルカテーテルで対処 | 1 例 |
| 2. 再吻合・再造設 | 8 例 |
| 3. 血栓除去 | 12 例 |
| 4. 緊急 PTA | 4 例 |

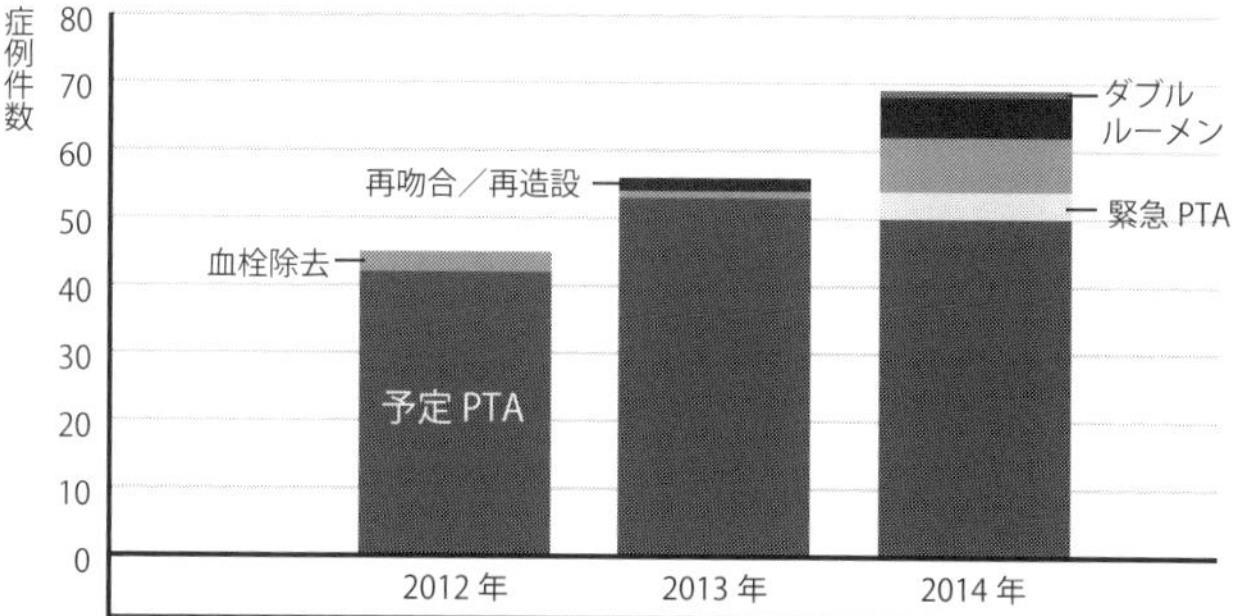


| | 2012 年 | 2013 年 | 2014 年 |
|---|---|---|---|
| ダブルルーメン | 0 | 0 | 1 |
| 再吻合／再造設 | 0 | 2 | 6 |
| 血栓除去 | 3 | 1 | 8 |
| 緊急 PTA | 0 | 0 | 4 |
| 予定 PTA | 42 | 53 | 50 |

【突然閉塞した 25 例の年齢での統計】

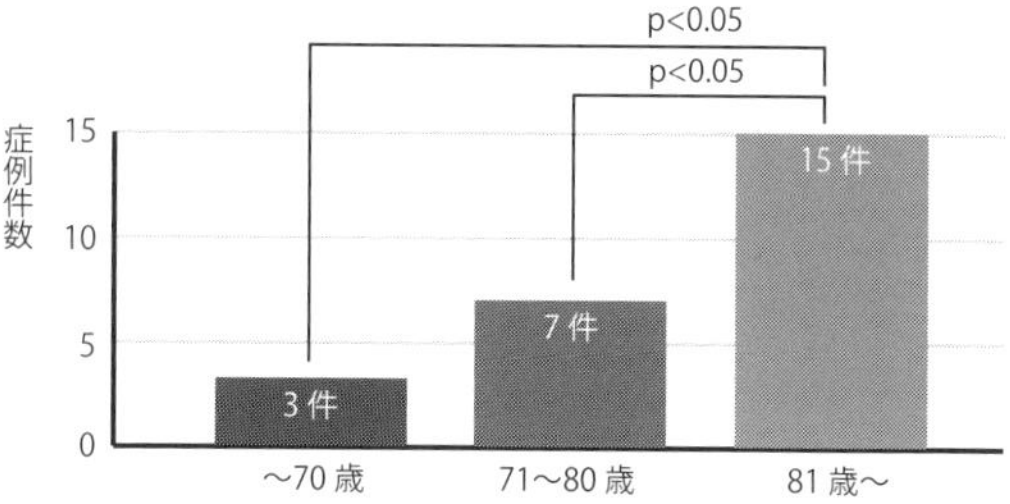

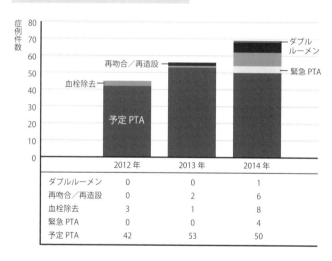

シャントをいつもよい状態に保つこと。これが私たちの使命です。そのために、「閉塞する前に治療を！」をスローガンに、シャント管理に当たっています。

②体重管理

## 体調維持に欠かせない水分管理

シャント管理と並んで、透析の患者さんが必ずしなければならないのが、体重管理です。健康な人なら、ダイエットでもしていない限り、それほど頻繁に体重を計ることはないでしょう。しかし透析の患者さんは、ご自分の体重に人一倍気を配る必要があります。体重の変動は、そのまま体調に反映します。場合によっては、命に関わることもあるからです。

腎臓の機能に異常がない人は、余分な水分を尿として排泄し、体内の水分量を一定に保っています。しかし、透析の患者さんは尿を十分つくることができません。その代わり、4時間の透析で余分な水分を除去（除水）します。

しかし、次の透析をするまでの間に体重は増えます。これは太ったわけではなく、透析後にとった水分が尿として排泄されず、体内に残っているからです。つまり摂取した水分量（体内に入れた水分）と尿量（出した水分）の差が、増えた体重ということになります。

したがって、透析の前と後で必ず体重を計ります。前回の透析からどれくらい体重（水分）が増え、透析によってどれくらい減ったか知るためです。

１回の透析による除水量は、体重の３〜５％が理想だとされています。体重が60kgなら、１・８〜３・０kgです。

透析後、この範囲で体重が減って、もとの体重（60kg）に戻っていればいいのですが、体重が増えすぎると、１回の透析では処理しきれず、体内に水が残ってしまいます。それが蓄積されてたまってしまうと、むくみが出たり、血圧が上がるなど、いろいろな弊害が出てきます。ですから、水分の摂取はできるだけ抑え、増えた分は次の透析で除去する。これが原則です。

## 目標体重ドライウェイトとは

透析の患者さんは、常に体重が変動しています。先ほども述べたように、とった水分と除去した水分によって、体重が変わるからです。

腎臓の働きが正常であれば、余分な水分は尿として出ますから、体重を計って、増えれば「太った」、減れば「やせた」と単純に判断ができます。この場合の体重の増減は、水によるものではなく、カロリーによるものです。

ところが、尿をつくれない透析の患者さんは、本当の体重がどれくらい増えたり減ったりしているのか、わかりません。水で体重が増えたのか、カロリーで増えたのか、判断できないからです。

そこで必要になってくるのが、「ドライウェイト（Dry Weight（ＤＷ））」という考え方です。ドライとは、ご存じのように「乾燥」という意味です。つまり、透析によって余分な水分を完璧に取り除いたあとの体重が、ドライウェイトです。

透析は、体内の余分な水や老廃物（尿毒物質）を捨てて、体内環境を本来のあるべき状態に整える治療です。適正に水分や尿毒物質が抜けると、体は次のような状態になります。

・顔や手足にむくみがない。
・心臓が大きくなっていない。
・血圧がほぼ正常である。
・体調がよいと感じられる。

こうなったときの理想的な体重を、ドライウェイトといいます。ドライウェイトとは、仮想の体重であり、適正体重であり、目標体重でもあるのです。これは、血圧の変動や毎月の心胸比、心エコー所見などをもとに決めます。

心胸比は、胸郭の大きさに対して、心臓がどれくらい拡大しているかを知る簡便な指標です。胸部レントゲン写真で、胸（胸郭）の幅と心臓の幅を測り、胸郭（Ｂ）に対して心臓（Ａ）がどれくらいの大きさを占めているかを計算します。

心胸比＝Ａ÷Ｂ×１００

基準値は、個人差はありますが、男性45～50％、女性50～55％が目安です。おおむね男

## 心胸比の測り方

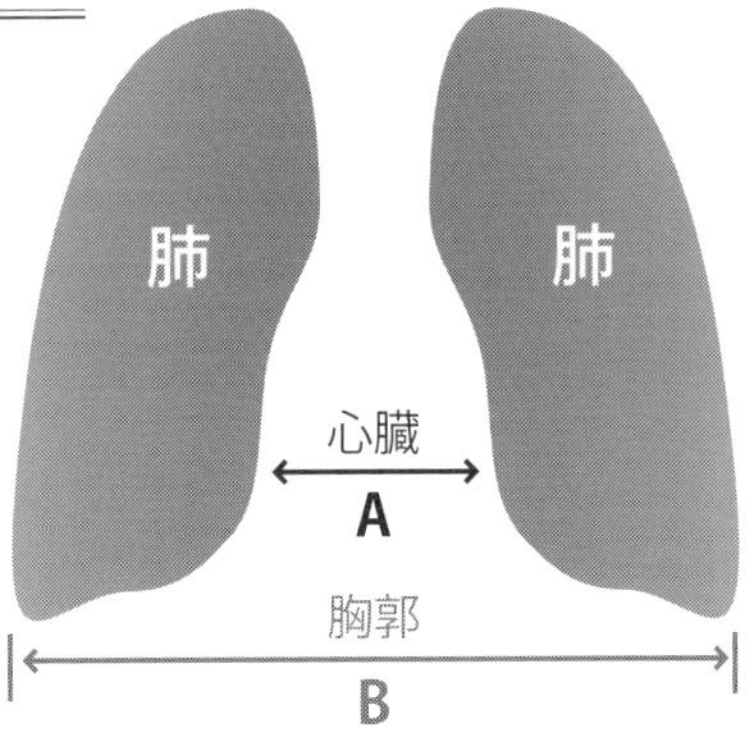


心胸比 ＝ A ÷ B × 100

女とも55％以下ですね。

水分量が多くなると血流が増えて、心臓が大きくなります。この基準値より数値が大きいと、体に余分な水がたまっていることになります。一般に体重が１kg増えると、心胸比は１・５％大きくなるといわれています。

透析は、ドライウェイトを目標に行います。先ほど述べたように、１回の透析の除水量は体重の３〜５％以内ですから、次の透析まで中１日ならドライウェイトの３％、中２日なら５％までの体重増にとどめておきます。

ドライウェイトが60kgなら、透析が中１日の平日は１・８kgまで、中２日の休日明けは３kgまでということになります。私は、一日

１kgを目安に体重管理をするように話しています。

そして透析が終わったあと、ドライウェイトの60kgになっていれば、理想的な透析ということになります。

## 水分制限のためにまず減塩

とはいえ、そんなに完璧な透析ができることは、めったにありません。体重を増やさないためには、水分を制限しなければなりませんが、水分を制限するということは、健康な人には想像できないほど大変なことだからです。

人間は、のどが渇くと水が欲しくなります。のどの渇きは、血糖値が上がったり、尿素窒素が上がったときも感じますが、いちばん強いのは、やはり塩分をとったときでしょう。

これには理由があります。人間の体液や血液には、微量の塩分が含まれています。これは、人類の生命の起源が海にあることに由来します。この微量の塩分濃度の中で細胞は生きており、あらゆる生命活動が営まれています。もし、このちょうどよい塩分濃度より塩分をとりすぎてしまうと、体液が濃くなった分、体は「薄めなくては！」と思って水分をとろうとします。そのため、のどが渇くのです。

糖尿病の人がのどが渇くのも、同じ理由です。血糖値が上がりすぎて、血液のちょうどよい糖分濃度よりも濃くなると、それを薄めようとしてのどが渇くのです。

腎臓が健康な人なら、のどの渇きを潤すために、いくら水を飲んでもかまいません。しかし透析をしている人がたくさん水を飲んでしまったら、透析で排出できる水の量は限られていますから、体内にたちまち水がたまってしまいます。しかしのどの渇きは生理的な欲求ですから、我慢するのは非常にむずかしい……。

では、どうしたらいいのでしょう。いちばん効果があるのが、塩分を抑えることです。塩分をとるとどれくらい水分や体重が増えるか、試しに計算してみましょう。

２kg体重が増加したとき、単純に計算すると、体液（水分）は２Ｌ増えます。血液中のナトリウム濃度を１４０mEq/L（１３５mEq/L 以下は低Na血症）とすると、２Ｌの体液中には２８０mEq のナトリウム（１４０mEq ×２）が含まれています。これを塩の量に換算すると、１ｇの塩には17mEq のナトリウムが含まれていますから、２８０mEq ÷17 mEqで、約16・5gに相当します。

つまり、16・5gの塩分をとると、水を2L飲んで、体重が2kg増えるということなのです。

このように、透析の患者さんの場合、体重の増加は塩分摂取量に左右されます。塩分を減らさなければ、水分も体重も減らすことはできないのです。

では、どのようにして塩分を減らしたらよいでしょうか。その方法については、次章の食事管理のところでお話しします。

## 定期的にドライウェイトを見直しましょう

透析では、ドライウェイトに近づくように除水します。そのときに、次の四点が目安になります。

①浮腫（むくみ）がなくなるまで除水する。

②血圧が正常化するまで（正常化しやすくなるまで）除水する。

③下肢のつり、過度の血圧低下が起きたら除水しすぎ。
④心胸比が過去の数値を上回らず、できれば45％以下になる体重を目標にする。

ドライウェイトは常に一定ではありません。患者さんは生身の人間ですから、そのときの食欲や体調などによって、実際の体重が増えたり減ったりすることがあります。その状態に合わせて、ドライウェイトも変化します。たとえば、手術したり合併症などで入院して食事量が減ったときは、実質の体重も減っている可能性があります。

実質の体重が減っているのに、ドライウェイトをそのままにしておくと、透析をしても手足に浮腫が残ったり、血圧が下がらなかったりします。これを放置しておくと体が水たまり状態（溢水）になって、心不全の原因になります。

この場合は、ドライウェイトをもう少し引き下げる必要があります。高齢になると食欲が落ち、知らないうちに体重が減っていることがありますから、注意しなければなりません。

反対に、透析に慣れて体調がよくなり、食欲が増すようになると、筋肉や脂肪が体について、いままでのドライウェイトの設定ではきつく（低く）なってきます。透析後に下肢のつりが起きたり、耳鳴りがしたり、声がかれたり、血圧が下がりすぎたら、除水のしすぎです。この場合は、ドライウェイトを引き上げます。

このように、ドライウェイトを定期的に見直して、常に患者さんの状態に合った適正値に定めておくことが大事です。少なくとも、月に一度は見直します。患者さん一人ひとりをよく観察し、変更が必要だと判断したら、素早く対処する必要があります。

# 第3章

# 患者さんをもっと元気にする「リハビリと食事」

## 残りの10分の9を補うもの

透析による水分や尿毒物質の除去は、健康な人の腎臓機能の10分の1にも満たないことはすでにお話ししました。では、残りの10分の9は、どのように補ったらいいのでしょうか。そこで思い出していただきたいのが、慢性腎不全は生活習慣病の終末像だということです。糖尿病や高血圧や脂質異常症があると、腎臓にも負担がかかり、それらの病気と一緒に、腎臓病が悪化していきます。透析は、そのなれの果てなのです。

実際に透析を受けている患者さんは、腎臓が悪いだけではなく、糖尿病や高血圧症を合併している人がほとんどです。そういう患者さんが、ただ透析をしていればいいわけではありません。その前に、生活習慣を見直す必要があるのです。

つまり、生活習慣病の改善と同じことです。むしろ透析の患者さんこそ、食事に気をつけ、適度に運動し、禁煙して、十分な睡眠をとる。そういう基本的な生活習慣を維持することが、とても大事になってきます。

生活習慣の改善は、基本的にはご本人やご家族にゆだねるしかないのですが、病院にもできることがたくさんあります。

私たちが力を入れているのが、リハビリと食事指導です。きちんと栄養をとって、運動もした上で、透析をして体の毒素をしっかり抜くと、患者さんの体調はとてもよくなります。透析効率を上げるという点でも、リハビリと食事は大事です。

透析になると、どうしても運動から遠ざかってしまうので、メタボ体質から抜けきれない人もいます。体重のコントロールと足腰の機能の維持は、透析の患者さんが元気な生活を送るために欠かせません。しっかりしたリハビリと栄養指導は、車の両輪なのです。

①リハビリと透析

## 透析中のリハビリという画期的な試み

一週間に3回、4時間の透析を受ける。これは、とても大きな時間の拘束です。透析という命をつなぐ治療であっても、その間、患者さんたちは透析のベッドから離れることはできません。1時間テレビを見ても3時間残ります。そのあと1時間昼寝をしても、まだ2時間あります。患者さんの中には、途中で飽きてしまって、家に帰りたがる人もいます。この退屈な4時間をどう過ごしていただくか。私たちのリハビリは、ここを考えることから始まりました。

私たちの病院の前身は整形外科で、リハビリテーションは専門分野でした。当時はリハビリに携わるスタッフ（理学療法士）が二十数名いたそうです。私が着任したとき、スタッフは3分の1に減って、リハビリ業務は機能していませんでしたが、設備は充実していました。せっかくある設備やノウハウを生かしたいという思いと、透析の4時間をどう過ごしてもらうかという思いが、ここでマッチングしました。

透析は、4時間ベッドに横になったままです。透析後も、あまり無理な運動はできません。そういう時間が長い透析の患者さんは、どうしても体力が低下し、下肢も衰えてきます。本来ならなるべく体を動かしてもらいたいのですが、高齢の患者さんはなかなかそういうわけにもいきません。

そこで、透析中にリハビリをすることを考えたのです。透析中の退屈な時間を、これで少しでも紛らわせることができます。しかも、リハビリには大きな効果があります。特に、体を動かさなくなっている高齢者には、計り知れないほどの効果です。実際、それが大きな成果に結びつくことになりました。

## 透析患者さんにこそリハビリが必要です

近年注目を集めているものに、ロコモティブ・シンドローム（略してロコモ）があります。日本語でいうと、「運動器症候群」のことです。これは2007年に整形外科学会が提唱したもので、運動器の障害によって、要介護になるリスクが高まる状態のことです。

運動器とは、骨、筋肉、関節、靭帯、それらを動かす神経など、体を支えたり動かしたりする器官のことです。運動器が加齢や運動器の疾患（変形性関節症や骨粗鬆症、関節リウマチなど）によって衰えると、筋力やバランス能力などの運動機能が低下し、歩行が困難になったり、転んで骨折しやすくなります。そういう、寝たきりや要介護になるリスクを高める状態が、ロコモです。

そうならないように、足腰を鍛えていつまでも自立した生活を維持しましょうというのが、ロコモ提唱の狙いです。

透析の患者さんは、ロコモに最も近いところにいる人たちです。２０１３年末の透析患者の平均年齢は67・2歳で、最も多い年齢層は75〜80歳未満。全体に、65〜85歳未満に患者さんが集中していることからも、高齢の患者さんが多いことがわかります（「わが国の慢性透析療法の現況」日本透析医学会より）。

透析の患者さんは、それまで腎不全の状態が続いていて、食事制限をしてきた人たちです。慢性腎不全はタンパク質が制限されるので、タンパク質不足からどうしても筋力が弱くなります。それに加えて、カルシウム不足もあり、骨がもろくなっています。さらに透析で横になっている時間が長いため、ＡＤＬ（activities of daily living／日常生活動作）が低下し、下肢が衰えています。骨折も同年齢の健康な人より4〜5倍頻度が高く、一度骨折すると治りにくいのも特徴です。

透析の患者さんほど、リハビリが必要なことがわかっていただけたでしょうか。特に高齢の女性は骨粗鬆症を合併していることが多く、常に骨折のリスクにさらされています。

## ロコモ予防のための運動

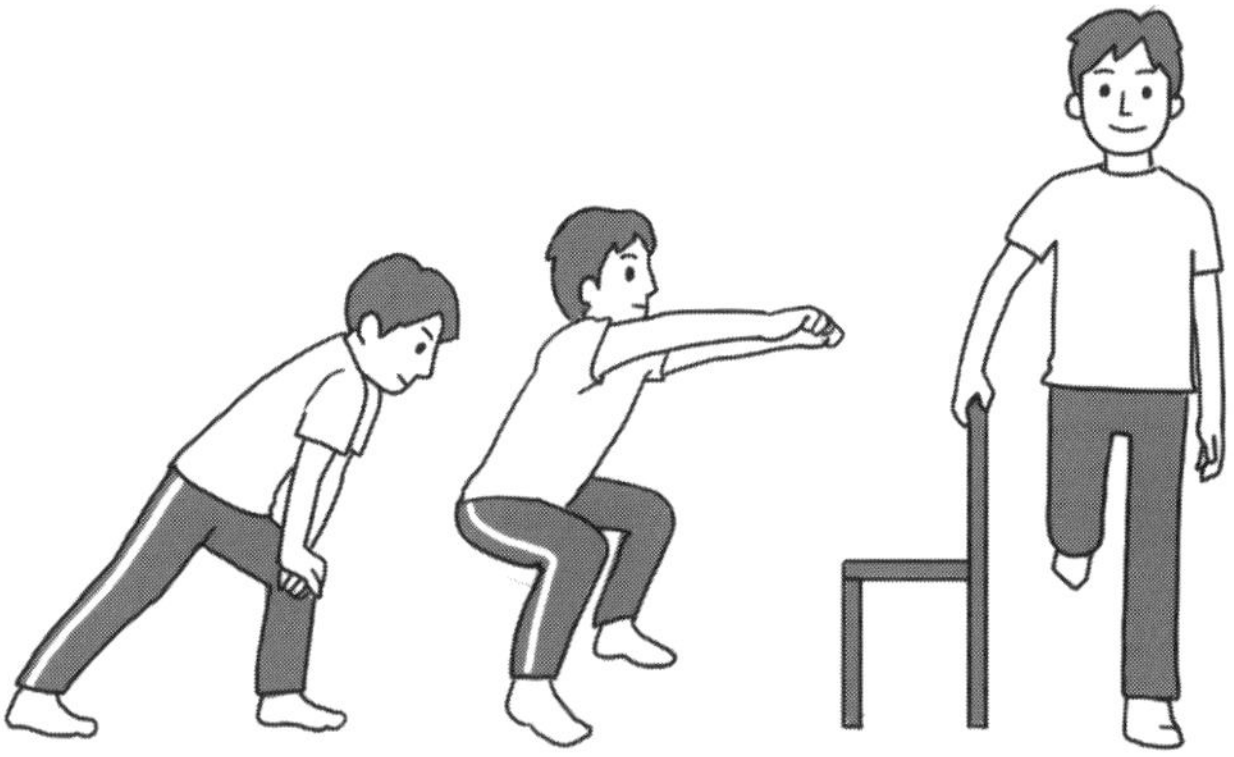

ストレッチ　スクワット　開眼片脚立ち

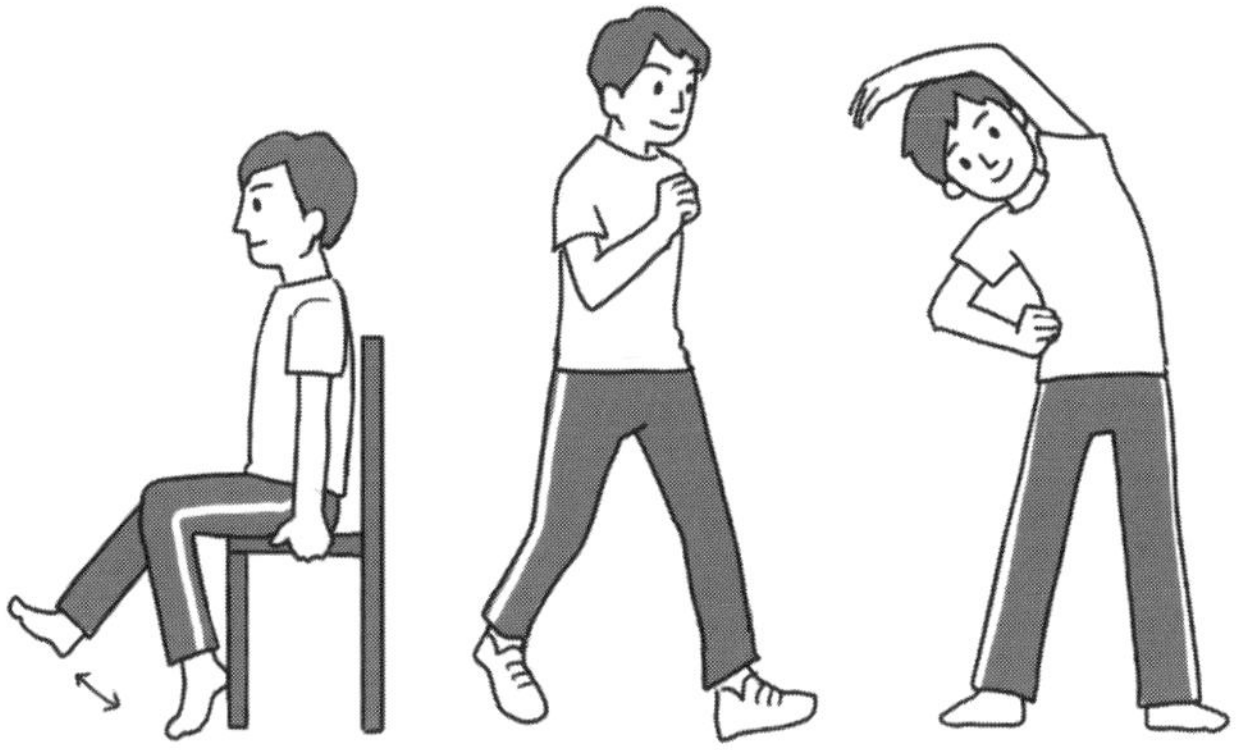

関節の曲げ伸ばし　ウォーキング　ラジオ体操

※詳しい方法は医師と相談して行ってください

骨折すれば、車イスから寝たきりの生活に一直線です。まさに、ロコモ予備軍です。

透析専門クリニックは、なかなかリハビリまで手が回りません。当院は、たまたま条件が揃っていたこともありますが「患者さんにとっていちばん必要なものは何か」を考えると、リハビリに行き着くのは当然の結果でした。

## いいことずくめの透析リハビリ

透析室には、医師や看護師やＭＥ（臨床工学技士）だけでなく、理学療法士も常に待機しています。理学療法士はリハビリテーションの専門職で、加齢や事故、病気などによって運動機能が失われた人に、機能を回復させるためのトレーニングや、さまざまな物理療法を行っています。

透析中のリハビリは、下肢の運動を中心に行います。ひざの屈伸のような関節の可動域を広げる運動、ふくらはぎや太ももの筋力強化運動などを、理学療法士の手技で行ったり、リハビリ機器を使って行ったりします。患者さんによっても違いますが、時間は30〜40分

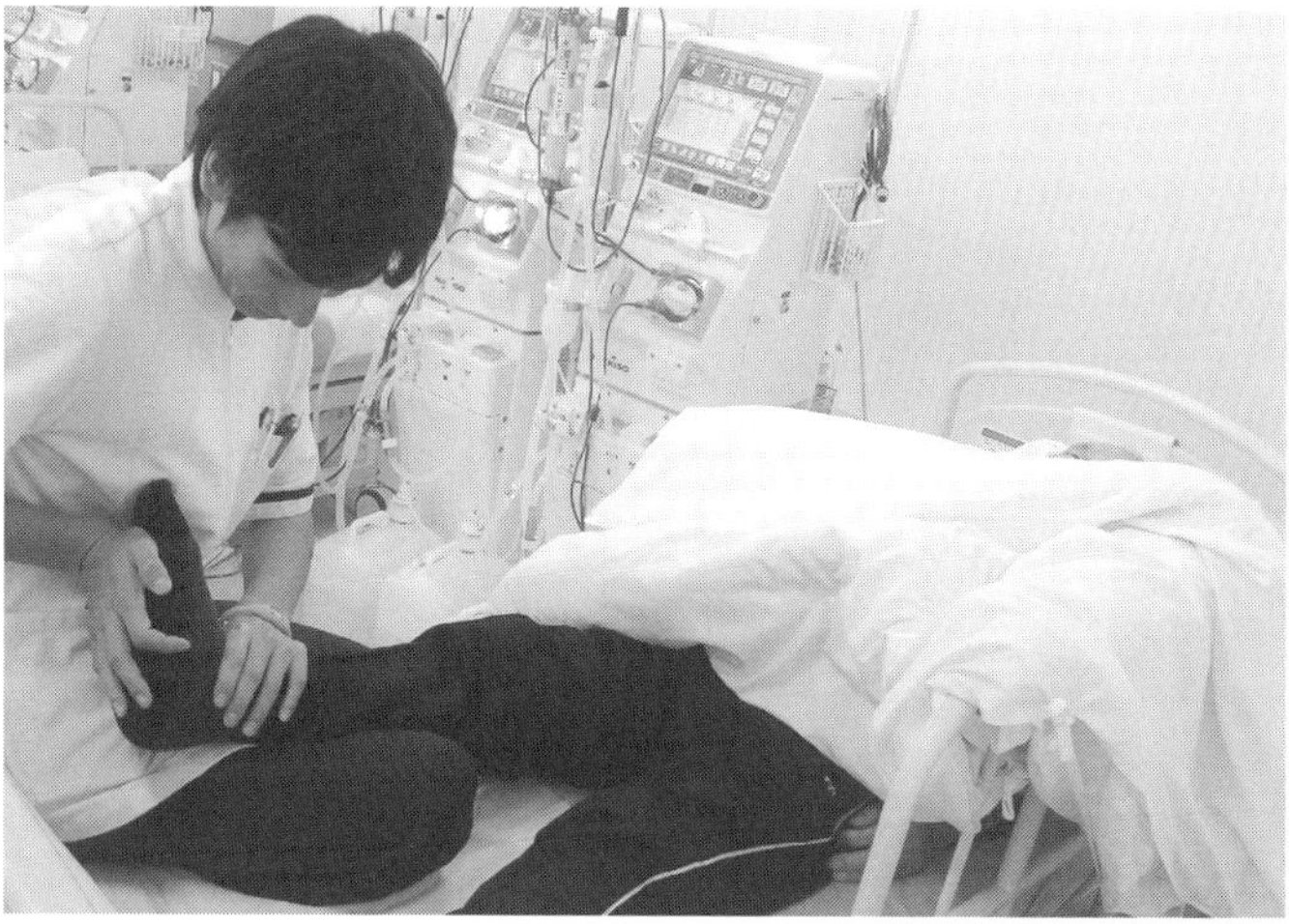

透析中のリハビリは、いいことずくめ

ほどです。

その効果は、何といっても筋力や体力がつくことです。リハビリを続けると、心肺機能が上がり、体力がついてきます。また、下肢の筋力がついて、関節の動きがよくなります。すると、歩行がよくなり、転倒しにくくなります。それが、日常に戻ったとき、「散歩をしてみよう」という積極的な気持ちを生みます。

ひざや股関節に痛みのある人は、無理なく関節を動かすことによって、痛みが改善します。これも、自力歩行につながります。

さらに、血液循環がよくなりますから、高すぎる血圧が下がり、降圧剤を減薬したり、やめられた患者さんもいました。

リハビリを透析中に行う直接的なメリットもあります。透析で除水をすると、血圧が下がることがあります。急に下がると、意識を失ってしまうこともあるので、とても危険です。こういう血圧の変動にはいちばん気をつけなければならないのですが、リハビリでしっかりふくらはぎのポンピング運動をすると、血液循環がよくなり、血流量も増えるので、血圧が急に下がることはありません。また、血液循環がよいと、透析効率も上がります。まさに、いいことずくめなのです。

## まずは30分座れるようにしましょう

腰の圧迫骨折は、高齢の透析患者さんに多いリスクです。腰が痛いと、リハビリもできなくなります。しかも寝たきり状態になってしまうので、どんどん筋力が落ちていき、早晩要介護になるのは目に見えています。

Sさん（80代・女性）も、そんな状態で他院から転院して来られました。まず座れるようにするために、固めのコルセットをつくって腰を固定し、痛みを抑える刺激の少ない痛み止めを飲んでもらいました。こうして座れる状態になったら、リハビリをしてまず30分座れるようにします。それが可能になると、車イスに乗って移動できるようになります。

そこで、車イスでリハビリセンターに移動し、歩行訓練を行います。Sさんは1か月の歩行訓練で、歩けるようになりました。このように、圧迫骨折していても、ベッドの上に寝たきりにさせない、放っておかないことが大事です。まず30分間座れるようにして、車イスで移動できるところまで、しっかりリハビリします。

Oさん（91歳・男性）も腰の圧迫骨折で大学病院に入院していましたが、透析を受けるために当院に転院してきました。入院中1日だけ、「経皮的椎体形成術（つぶれた椎体にセメント製剤を注入する手術）」を労災病院で受けましたが、透析をしながらリハビリもがんばって、最後は平行棒で歩けるくらい回復しました。

圧迫骨折をすると円背《えんぱい》といって背中が丸くなりますが、Oさんは円背もなく、背中をまっすぐ伸ばして食事をしているので、嚥下《えんげ》障害も防げています。

このように何歳になっても、リハビリを継続していると、元気になります。足腰が強くなり、関節の可動域が広がるので転倒しにくくなり、しっかり歩けるようになります。

これからの日本が抱えるいちばん大きな問題は、ロコモでしょう。心臓や腎臓が悪くなる前に骨格筋が弱って歩けなくなったら、健康なのに、寝たきりになってしまいます。まして透析患者さんは、骨粗鬆症と表裏一体です。いつ骨折して寝たきりになってしまうかわかりません。

ロコモは、リハビリのやり方次第で防げます。透析の患者さんでもリハビリを続けて、みるみる元気になっているのですから、透析していない高齢者なら、もっと元気になるはずです。

## 平地の30分ウォーキングがおすすめ

透析中のリハビリとともに、私たちが患者さんにおすすめしているのが、運動です。

今の透析患者さんは、ほとんどの人がベースに糖尿病を持っており、糖尿病の治療をしつつ、透析を行っています。透析をしていると運動がおろそかになりがちですが、糖尿病を少しでも改善に向かわせるには、運動が欠かせません。

とはいっても、高齢で足腰が弱っている患者さんに、無理な運動は危険です。転んで骨折したら、大変なことになってしまいます。

そこで、転ぶ心配のない平地でのウォーキングを、30分を目安に行っていただきます。平地での30分は、それほど無理な話ではありません。一度に30分できなければ、朝と夕方、15分ずつでもいいのです。

いきなりウォーキングが大変な人は、まずリハビリセンターで平行棒につかまりながら歩く練習をします。それと並行して、太ももやふくらはぎを鍛える運動を指導し、自宅でもやってもらいます。その記録を、患者さんの手帳に書き込んでもらいます。運動の記録をつけるだけでも、モチベーションを維持できます。

患者さんにウォーキングをすすめるようになって、私も毎日歩いています。3年間続けて、体重が8kg減りました。歩くことによって新しい発見もあり、自分が住んでいながら知らなかった地域のことがわかってきました。

また、毎年スタッフとともに、西大寺マラソンにも参加しています。

患者さんにすすめる以上、まずは自分たちが実践し、その効果をみずから体験することです。私たちが体を動かす楽しさや運動の効果を知っていれば、患者さんにも自然にそれが伝わります。

②食事と透析

## 食事による体調管理を心がけましょう

透析の患者さんは、これまで口うるさく食事のことを言われてきたと思います。

腎臓の機能が低下すると、健康なときは普通に排泄されていたものが排泄できなくなってしまいます。

特に問題になるのはタンパク質です。タンパク質は細胞や筋肉、血液など体の構成要素となったり、エネルギーとして使われる大事な栄養素です。しかし窒素が含まれているので、代謝されると必ず窒素化合物（尿素やクレアチニン、尿酸など）という老廃物が残ってしまいます。これは腎臓から尿として排泄されますが、腎臓の機能が低下すると排泄されずに体内に残ってしまい、たまると尿毒症を起こします。

また、窒素化合物が増えると、それを濾過する糸球体にも過剰な負担がかかるようになります。ですから、慢性腎不全の食事は、高カロリー・低タンパク食が基本です。その上で、水分、塩分の制限を徹底し、カリウムやリンもとりすぎないようにします。ただし、低タンパク食が守られていれば、カリウムとリンについては特別制限しません。タンパク質の多い食品には、カリウムやリンも多いからです。

こうした食事療法をきちんと行い、薬物療法を併用すると、腎不全の進行を遅らせることができることが明らかになっています。

さて、透析を始めるようになると、食事療法も変わってきます。いちばん大きく変わるのは、タンパク質です。透析によって老廃物が除去されるので、タンパク質の制限がゆるやかになります。それだけでも、患者さんは気持ちが解放されるでしょう。しかしその分、カリウムとリンには気をつけなければなりません。

はじめは、食事療法の変化に戸惑う人がいるかもしれません。しかし慣れて食事のコツがわかると、体はどんどんよい方向に向かっていきます。

## エネルギーとタンパク質の上手なとり方

透析になっても、高エネルギー、低タンパク食は基本的には変わりません。成人の1日のタンパク質の必要摂取量は、男性で50g（推奨量60g）、女性で40g（同50g）です（「日本人の食事摂取基準」2010年）。しかし実際の摂取量はもっと多く、80gくらいあると言われています。

ところが慢性腎不全では、標準体重1kg当たり0・6〜0・8g未満に抑えなければなりません。標準体重が60kgの場合、1日のタンパク質摂取量は36〜48gになります。

それに対して、1日のエネルギー摂取量は、日本腎臓学会の基準では、標準体重1kg当たり35 kcalです。しかし年齢・性別・運動量などによって、28〜40 kcalまで幅があります。標準体重60kgの場合、基準値は2100kcalで、最少1680kcal、最大2400kcalになります。

タンパク質を抑えた食事をしながら、高エネルギーを維持するのはむずかしく、どうしてもエネルギー摂取量が不足してきます。すると、体は不足した分を、体内に蓄えたエネルギーで補おうとします。そのときに使われるのが、脂肪や筋肉です。

筋肉が使われると、その中のタンパク質からエネルギーがつくられ、燃えカスとして窒素化合物が残ります。せっかく食事でタンパク質を減らしても、その窒素化合物が腎臓に負担をかけることになり、何のためのタンパク質制限かわからなくなってしまいます。しかも、筋肉もやせてしまいます。

ところが、透析を始めると、タンパク質は体重１kg当たり１・０～１・２ｇに増えると言われています。先ほどと同じ標準体重60kgで計算すると、60～72ｇになります。健康な人と、それほど変わらないくらい食べられるようになります。

タンパク質が増えれば、エネルギー摂取量も増えますので、エネルギーのことはそれほど考えなくてもよくなります。むしろ、食事制限がゆるんだ解放感から、食べすぎの心配が出てきます。

タンパク質の量的な制限はゆるんでも、質は落とさないでください。タンパク質の質は、アミノ酸スコアで決まります。アミノ酸スコアは、体内でつくることのできない８種類の

食品のアミノ酸スコア表

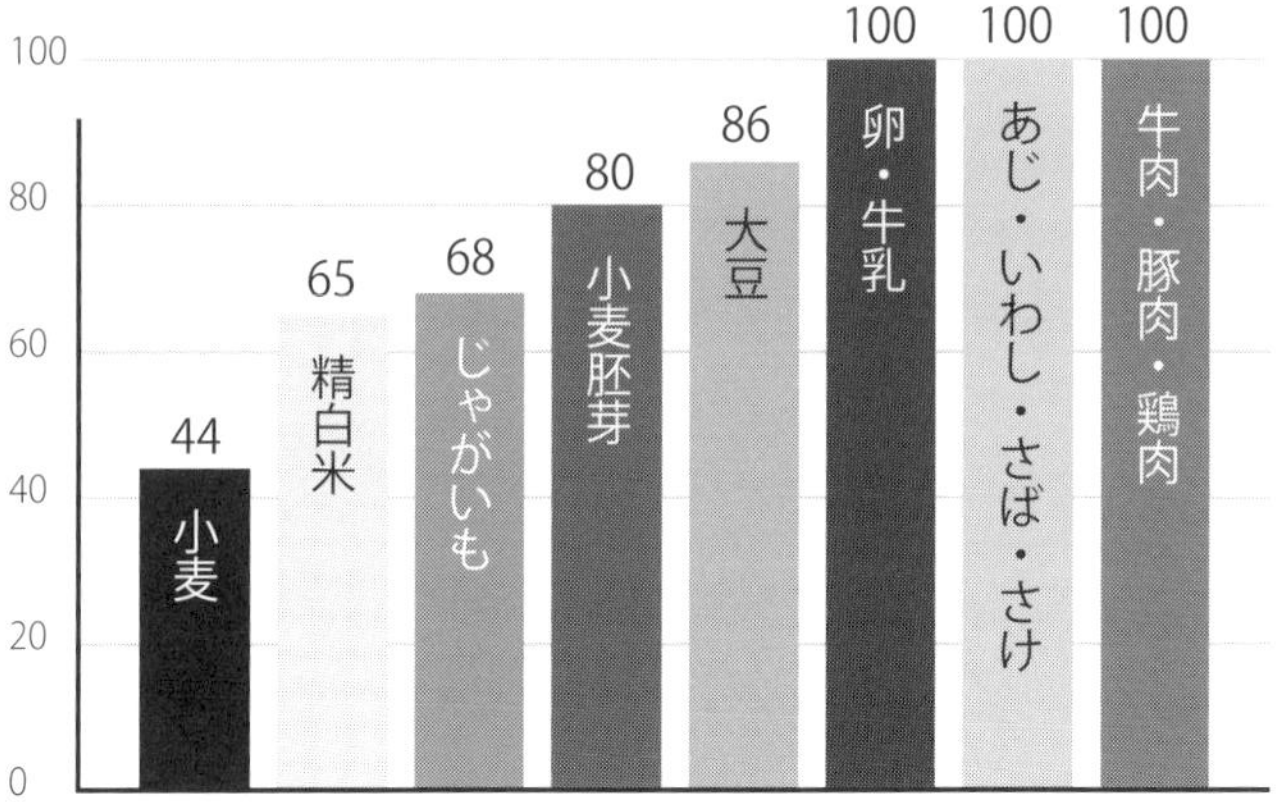


四訂食品成分表より

必須アミノ酸の含有比率を評価した指標で、これが１００に近いほど、タンパク質が良質であることを意味します。

魚、肉、卵、乳製品など、動物性タンパク質の多い食品は、アミノ酸スコアが１００とベストのものが多く、穀類や野菜はあまり高くありません。タンパク質をとるなら、アミノ酸スコアの高い良質のタンパク質を適量とるのがいいでしょう。

タンパク質は、砂糖と脂肪以外のほとんどの食品に含まれています。ですから、ごはんやパンを食べ過ぎたりすると、タンパク質、しかもあまり質のよくないタンパク質のとりすぎになりますから、気をつけてください。

ちなみに標準体重は、次のＢＭＩ（体格指数）の計算式で出したものです。

標準体重＝身長（ｍ）×身長（ｍ）×22

## 水分制限は塩分の制限といっしょに行いましょう

水分と塩分の制限は、透析を始めても変わりません。のどが渇くと水分がほしくなりますから、水分制限を効率的にするには、まず塩分を抑えることがポイントです。

高血圧予防の観点から、日本人の１日の塩分摂取目標量が２０１５年４月に改訂されました。男性は９ｇ未満から８ｇ未満に、女性は７・５ｇ未満から７ｇ未満になりました。ところが実際は、成人男性で13・５ｇくらいとっています。透析をしている人は、その半分の６～７ｇに抑えます。

しかし、塩分は食事のおいしさに深く関わっていますから、いきなり塩分を半分に減らすのは、むずかしいでしょう。また、自分が一日にどれくらいの塩分をとっているのかは、なかなかわかりませんね。ただ、摂取している塩分の全体量はわからないけれど、引き算はできます。

私たちが推奨しているのは、まず3ｇ減らすことから始めることです。塩分3ｇはタクアンなら3切れ、梅干しなら1個、みそ汁なら1杯です。塩分何ｇといってもわかりませんから、具体的に3ｇ含んでいるものをあげて、ふだん食べているものからそれを除いていきます。

また、おかずを減らすことも有効です。塩分が含まれているのはおかずで、ごはんには含まれていません。ですからごはんを多めにして、おかずは少なめにします。しょうゆ、ドレッシング、ソースなどの調味料は塩分が多いので、最小限にとどめます。そのかわり、酢、コショウ、唐辛子などの香辛料を使うと、味にメリハリが出ます。

私は野菜サラダに塩もドレッシングもかけませんが、それに慣れると、野菜の味がわかって、おいしく食べられます。実際、みんなと病院でいっしょに食べるお昼ごはんは、そうしています。それを3年間続けています。

塩分は、血圧を安定させるためにも控えなければなりません。実際に塩分制限がうまくいくと、水を必要以上にとらなくなりますから、体重がドライウェイトに近づき、血圧が安定して体調もよくなります。

なお、水は、お茶、コーヒー、ジュース、牛乳、氷、みそ汁、スープなど、水分が入っているものすべてを含みます。

のどが渇くと、うがいでのどの乾きをいやす人がいますが、うがいを1回するだけでも約10mLの水が体内に入ります。のどが渇いているときは、むしろ氷を口に含んでいるほうがいいでしょう。氷1個の水の量は、20～30mLです。

どれくらい水分をとったかは、こまめに体重を計ってチェックします。体重の増加は、一日1kgが目安です。

## 高カリウム血症は命に関わります

腎臓が悪くなると塩分（ナトリウム）摂取が制限されますが、このナトリウムと拮抗するミネラルがカリウムです。この二つのミネラルのバランスは腎臓が調整しており、このバランスによって体液の恒常性が保たれています。

ナトリウムは細胞の外に、カリウムは細胞の中に存在しています。カリウムは腎臓からの老廃物の排泄を促すだけでなく、ナトリウムの吸収を抑えたり、余分なナトリウムを尿中に排泄して、血圧を正常に保つ働きがあります。ですから、腎臓に障害のない高血圧の人は、カリウムをとるようにすすめられます。

またこの二つのミネラルは、筋肉の収縮運動や神経間の情報の伝達にも関わっており、筋肉や心筋（心臓の筋肉）の動きを一定に保つという大事な働きも持っています。

健康な人なら、カリウムをとりすぎて血液中に増えても、細胞内に取り込まれたり、あまったカリウムは腎臓から尿中に排泄されるので、血液中にカリウムが多くなることはありません。

ところが、腎臓の機能が低下すると、余分なカリウムが尿中に排泄されなくなり、血中に残ってしまいます。こうして血液中のカリウム値が上がり、5・5mEq/L以上の濃度になった状態が、高カリウム血症です。

高カリウム血症になると、手足のしびれ、吐き気、不整脈、筋力の低下などの症状が出てきます。7mEq/L以上の高濃度になると、不整脈から心停止に至ることもあります。

透析患者さんにとっては、死に直結するこわい病気です。

ですから私たちも、ふだんから血中カリウム値には気をつけています。

しかし困ったことに、カリウムは多くの食品に含まれています。特に、果物、野菜、肉、魚、豆、海藻など、体によいといわれる食品の多くに含まれています。

ただ、カリウムは水に溶けやすい性質があるので、お湯でゆがいたり、水にさらしたりすると少なくなります。生野菜より温野菜、野菜を煮た汁は飲まない、果物は極力控えるなど、過剰摂取にならないように気をつけます。

## リンに注意しましょう

リンは幅広い食品に含まれていますが、とりわけ多いのが、乳製品、肉、卵、魚、大豆など、動物性タンパク質の多い食品です。したがってタンパク質の制限がゆるむと、どうしても増えてしまいます。

しかしそれ以上に注意が必要なのが、加工食品です。リンは食品添加物として多くの加工食品に使われていますから、加工食品を日常的に食べていると、リンの過剰摂取になってしまいます。

こうして食品からとったリンは、カルシウムと結合して大部分が骨や歯の成分になります。残りは細胞内で代謝酵素として働いたり、エネルギーの産生などに使われます。そして残ったわずか0・35％ほどが血中に存在しています。

体内のリンは常に入れ替わっており、リンをとりすぎても、体に吸収されなかった分は便から排出され、体に吸収された分は、尿から排出されます。ですから、健康な人なら過剰摂取を心配することはないのですが、腎臓の機能が落ちるとリンを尿に排出することができず、リンが体内にたまっていきます。

透析をするとリンを外に排出できますが、その量は健康な腎臓の3分の2程度。出す量よりも入る量が多ければ、当然リンが体にたまってきます。血中にリンが増えて、基準範囲（3・5〜6・0㎎／dL）を超えると、「高リン血症」になってしまいます。

血中にリンが高い状態が続くと、リンとカルシウムが結合して血管や関節などに石灰化してたまります。動脈にたまれば動脈硬化を促進させて、心筋梗塞や脳梗塞のリスクが高まります。この石灰化がシャントを詰まらせることもあります。

また、リンが多くなると血中カルシウムが減少するので、副甲状腺からＰＴＨというホルモンが分泌されます。これは骨からカルシウムを取り出すホルモンで、リンが多くなればなるほどＰＴＨの分泌が増えて、骨からカルシウムが溶け出します。その結果、骨がもろくなります。

リンによって長期間副甲状腺が刺激され続けると、副甲状腺は血液中のカルシウム量に関係なくＰＴＨを分泌し続ける「二次性副甲状腺機能亢進症」になってしまいます。すると、絶えずカルシウムが骨から溶け出して骨がもろくなり、血中に過剰になったカルシウムによって各所に石灰化が起こります。

透析になったら、それまで以上にリンに注意が必要です。加工食品は極力避ける、リンの多い乳製品や肉を控える……など、食事にも制限が出てきます。食事だけでリンをコントロールするのがむずかしい場合は、リン吸着剤を服用します。

## 透析患者さんの食事の基本

### タンパク質摂取量

体重 1kg あたり 1.0〜1.2g

（60kg の場合、1 日 60〜72g）

### エネルギー摂取量

体重 1kg あたり 28〜40kcal

（60kg の場合、1 日 1680〜2400kcal）

### 塩分摂取量

1 日 6〜7g

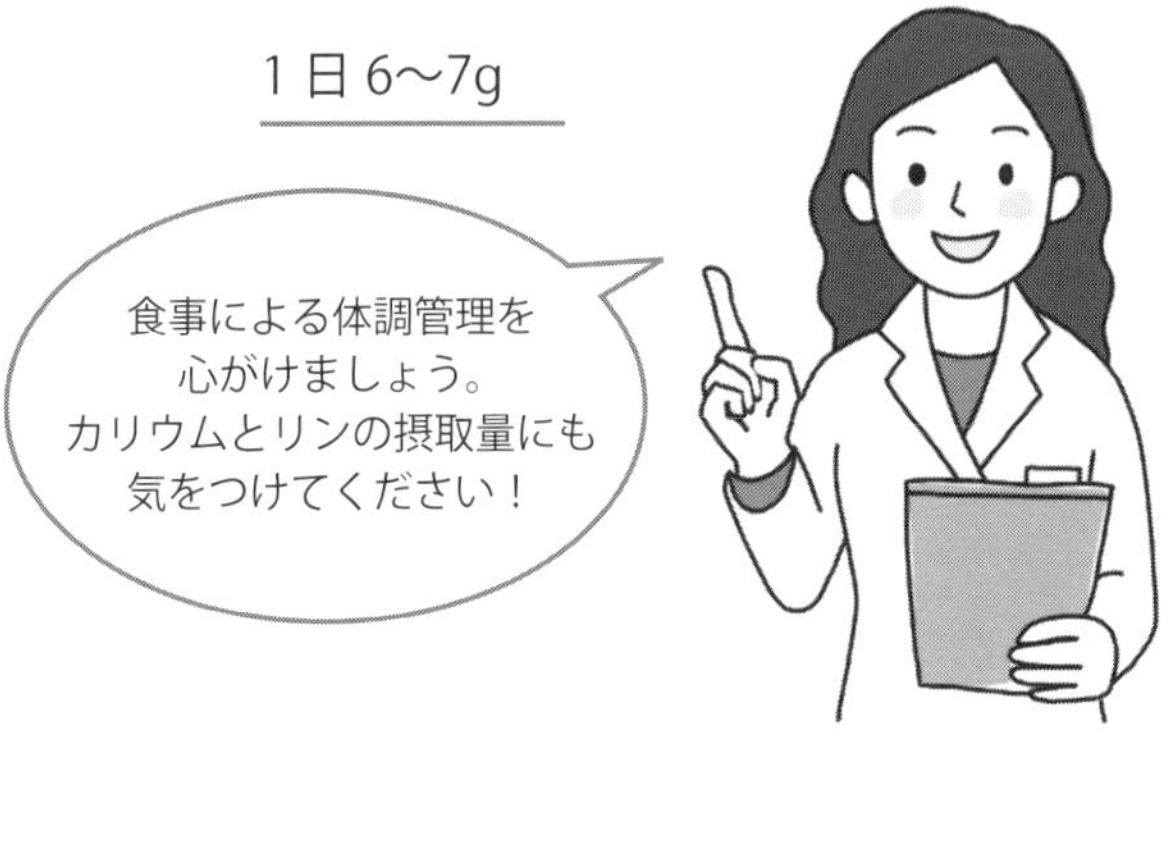
食事による体調管理を
心がけましょう。
カリウムとリンの摂取量にも
気をつけてください！

## 食事療法は患者さんを見て指導します

糖尿病の患者さんは、糖尿病に対する食事療法に、腎臓に対する食事療法を病気の段階に応じて追加していくので、栄養基準は別に定められています。

糖尿病は血糖値をコントロールするため、エネルギー量や糖質を制限します。それに対して腎臓病はタンパク質を制限してエネルギー量を確保するのが基本ですから、かなり厳しいものになります。しかし、透析を受けることによって老廃物が除去されるので、透析を受ける前の慢性腎不全の状態より食べられるものが広がります。しかし、食べ過ぎてカロリーオーバーにならないように注意が必要です。

透析の患者さんの食事療法は、一人ひとり違います。患者さんは、透析になった背景も違えば、持っている余病（合併症）も違います。年齢も体力も嗜好も違いますから、その患者さんの状況をよく見て、それに応じたきめ細かい栄養指導が必要になってきます。そこで、管理栄養士の役割が大きくなってきます。

しかし、あまり厳しすぎても、患者さんにとってはストレスになってしまいます。食事は大きな楽しみの一つです。その楽しみを奪わないように配慮しながら、ときには薬やリハビリの力を借りて、患者さんの栄養状態を総合的に見ることが大事ではないかと思っています。

## 透析に負担をかけない食生活

透析で大事なことは、血液の流れやすさです。これまでも再三述べてきましたが、血液循環がよければシャントトラブルが少なく、透析効率も上がります。また、高血圧や糖尿病、動脈硬化などの合併症にもよい影響を及ぼします。ですから、日頃の食事で、なるべく血液をよい状態に保っておくことも必要です。

そこで提唱されているのが、「おさかなすきやね」の食事です。透析の患者さんだけでなく、生活習慣病全般の予防に役立つ食事です。いつも「おさかなすきやね」を頭において、食事をしてください。

## 透析患者さんだけでなく、生活習慣病全般に役立つ食材

**お** お茶のカテキン、ポリフェノールなど
抗酸化作用の強い食べ物をとる

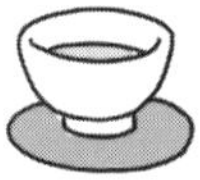

**さ** 魚（青魚）に含まれる EPA、DHA には、
血栓を防いで血液をよくする作用がある。
肉より魚を

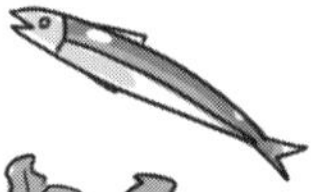

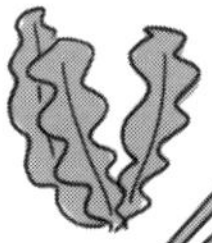

**か** 海藻には水溶性食物繊維が多く、
コレステロールを排出する作用がある

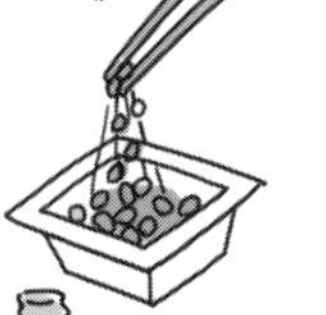

**な** 納豆には血栓を予防する納豆キナーゼ、
血圧低下作用のある大豆イソフラボンが
豊富

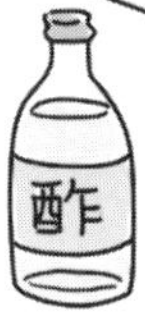


**す** 酢のクエン酸は血液をサラサラにし、
老廃物の排出を促す

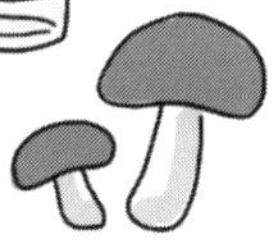

**き** キノコは低カロリーで免疫を高める

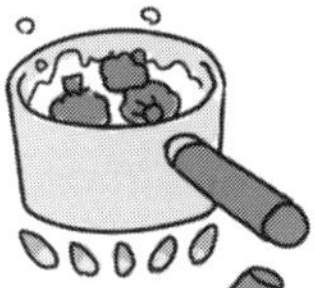

**や** 野菜はビタミン、ミネラルの宝庫。
ただし、生ではなくゆでて

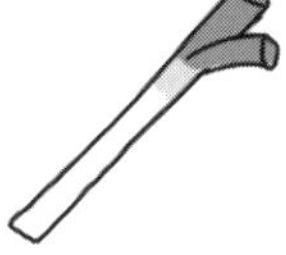

**ね** ネギに含まれるイオウ化合物には
血栓予防効果がある

# 第4章

# 合併症とどう付き合い、克服するか、考えてみましょう

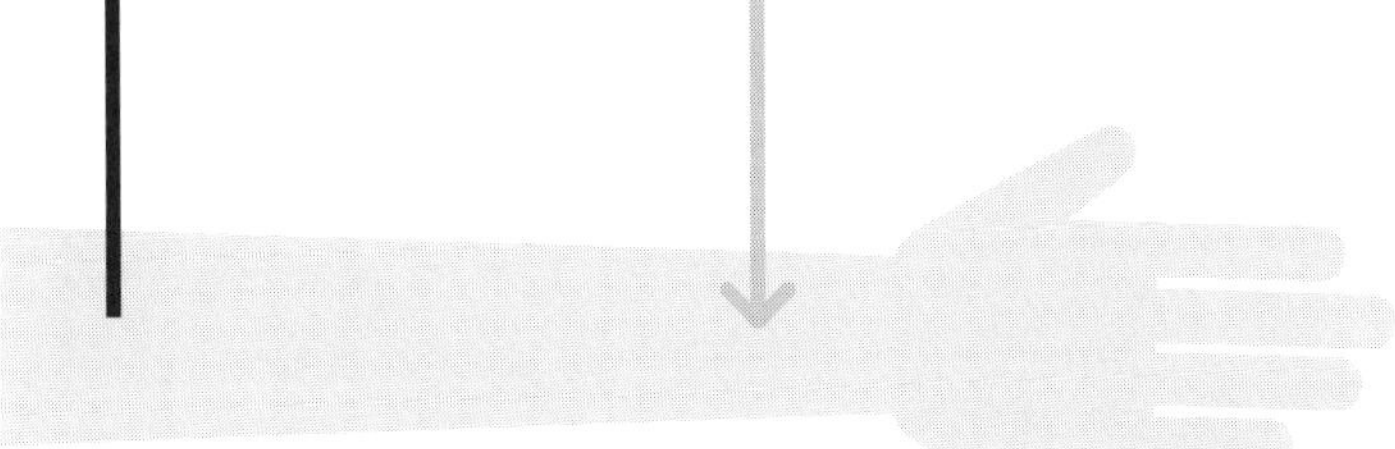

## 透析患者さんのベースにある生活習慣病は？

昔のように、腎臓だけが悪いという透析の患者さんは少なくなり、多くは合併症を持っています。ですから透析も、合併症の治療をしながら行わなければなりません。合併症の中でも多いのが、高血圧、糖尿病、脂質異常症などの生活習慣病です。

これまでも折々で触れてきましたが、ここでもう一度、腎不全とそれらの合併症について考えてみたいと思います。

### ◉糖尿病

慢性腎不全から透析に至る病気は、長いこと慢性糸球体腎炎が最も多かったのですが、１９９８年に糖尿病性腎症が糸球体腎炎を追い抜き、１位になりました。それ以来、糖尿病性腎症による新規透析患者は増え続け、２０１３年には新規導入者全体の43・８％を占めています。ここ10年間で倍増の勢いです。

## 糖尿病は高い血糖値が続く病気

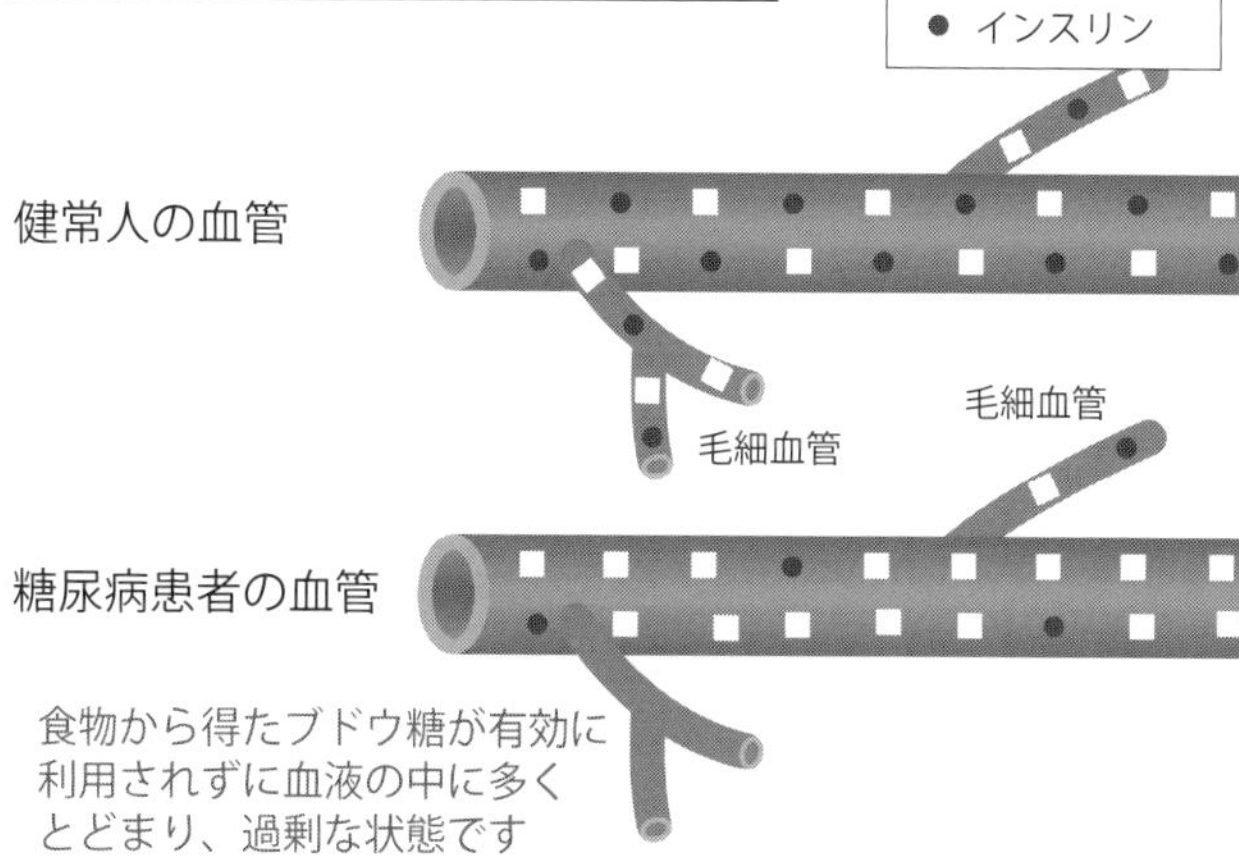


糖尿病が進行すると、全身の血管に障害が起こります。大血管で起きれば動脈硬化を促進し、脳梗塞、心筋梗塞、慢性閉塞性動脈硬化症のリスクを高め、命をも脅かします。

一方で糖尿病に特異的に多いのが微小血管の障害です。目の網膜、神経、腎臓の糸球体が障害を受けて、三大合併症といわれる糖尿病性網膜症、神経症、腎症を引き起こします。

糖尿病性腎症までいかなくても、透析患者さんには往々にして高血糖の傾向があります。高血糖の状態が続くと糸球体が傷ついて腎機能が低下し、さらに血糖値が高くなる悪循環に陥ります。腎機能の低下と高血糖は相互に悪影響を及ぼしながら進行していくのです。

## 糖尿病の治療について

食事療法・運動療法を基本に、薬物療法を取り入れます
生活習慣の改善（食事療法・運動療法）に取り組みましょう

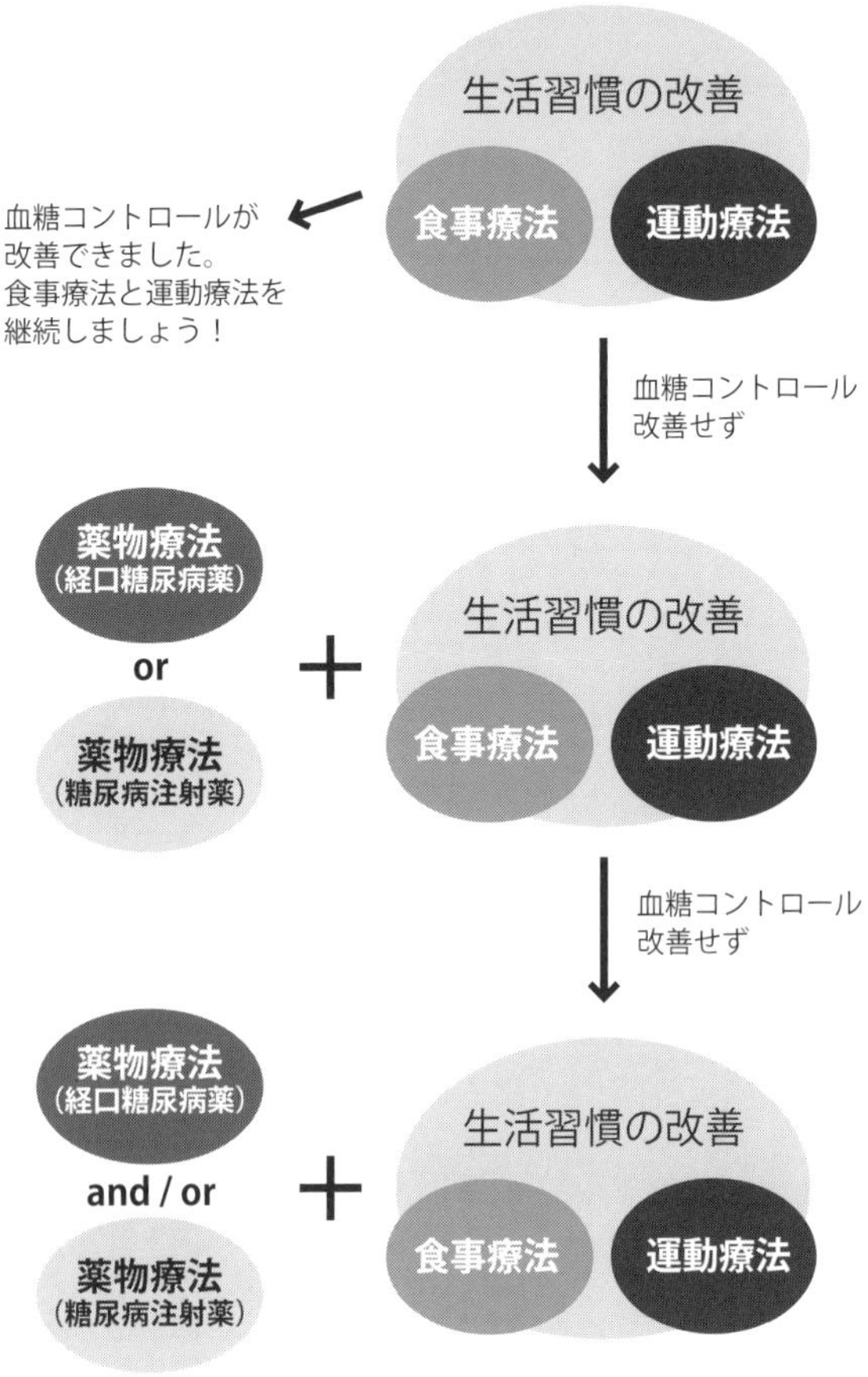

## ◉高血圧

腎臓は、血圧の調整に深く関わっています。ですから透析の患者さんは、どうしても血圧が高くなりがちです。

一つは、体液の量が尿によって調整されていることです。体液や血液は、細胞が生きるのにちょうどよいナトリウム濃度（塩分濃度）に保たれています。私たちが点滴に使う生理食塩水も、体液と同じ濃度の０・９％です。これより高くても低くても、細胞は生きていけなくなってしまいます。

もし、塩分をとりすぎて体液のナトリウム濃度が上がると、体は水分をたくさん取り込んで０・９％まで薄めようとします。しかし、腎臓の機能が低下して尿を十分つくれなかったら、その水が体の中にたまってしまいます。すると、血液の量も増えますから、心臓がたくさんの血液を送らなければならず、血圧が上がります。

もう一つは、レニンという腎臓でつくられるホルモンです。腎臓の糸球体には常に血液が流れ込んでいますが、その血流量が少ないと、もっと血流を増やすためにレニンが産生されます。

レニンは、肝臓でつくられたアンジオテンシノーゲンと反応して、アンジオテンシンⅠという物質をつくります。そのⅠが変化したアンジオテンシンⅡに、血圧を上昇させる作用があります。つまり腎臓から産生されるレニンは、血圧上昇の起点になるホルモンなのです。

腎臓機能が低下すると、レニンが過剰につくられます。そのため、血圧が上がりやすくなります。体液の増加とレニン。患者さんは、二つの高血圧リスクを背負っているのです。

## ◉肥満、脂質異常症

糖尿病、高血圧と並んで、透析の患者さんに多いのが、脂質異常症です。脂質異常症は、以前は高脂血症と呼ばれていました。しかし、血中の中性脂肪（トリグリセライド）やコレステロールが高いだけでなく、低すぎるとよくないコレステロールもあることから、次の三つを脂質異常症と定めました。

・中性脂肪が高い「高トリグリセライド血症」
・ＬＤＬコレステロールが高い「高ＬＤＬコレステロール血症」

・ＨＤＬコレステロールが低い「低ＨＤＬコレステロール血症」

糖尿病、高血圧、脂質異常症の背景にあるのが、食べすぎと運動不足による肥満です。とりわけ内臓に脂肪が蓄積する内臓脂肪型肥満が問題で、かつては糖尿病、高血圧、高脂血症、肥満（内臓肥満）が重なった状態を「死の四重奏」と呼んでいました。この四つがそろうと、心筋梗塞や脳梗塞を起こして死亡するリスクが格段に高くなるのです。

それを予防するために生まれたのが、メタボリック・シンドロームという考え方です。内臓脂肪の蓄積があり、高血圧、糖尿病、脂質異常症のうちの二つがあると、それが予備軍の段階であっても心筋梗塞や脳梗塞のリスクが高くなります。

そのため、内臓脂肪を減らしつつ、それぞれの病気を個別に治療してメタボを解消することが提唱されています。それは腎臓の病気にも、当然よい影響を与えます。

## 高齢透析患者さんに多い骨粗鬆症、認知症

年々、透析の患者さんは高齢化しています。新規に透析を導入した患者さんは、２０１

3年では3万6150人あまりでしたが、最も導入割合の高かった年齢は男女とも75～80歳未満でした。新規導入患者の平均年齢は、68・68歳。前年より0・23歳、2000年（61・2歳）に比べると7・48歳も高齢化しています。

患者さんが高齢化すると、高齢者特有の合併症も起きてきます。それが骨粗鬆症と認知症です。

## ◉骨粗鬆症

高血圧と同じように、透析患者さんに宿命的な病気が骨粗鬆症です。

腎臓には、ビタミンDを活性型にする働きがあります。この活性型ビタミンDは、小腸からのカルシウムとリンの吸収を促進し、また腎臓の尿細管からカルシウムとリンの再吸収を促す働きがあります。いくら食品からビタミンDをとっても、活性型に変換されなければ、この働きはありません。

カルシウムとリンは、骨や歯を構成する主要成分です。カルシウムの99%は骨や歯に存在しており、残り1%が血中にあります。

この１％のカルシウムは、神経や筋肉の興奮を緩和したり、血液凝固に関わるなど、非常に重要な働きをしています。ですから血中に常に１％を確保していなければなりません。それが不足すると、骨からカルシウムが溶け出して補います。この骨からの溶出を促進するのも、活性型ビタミンＤです。

高齢になると、誰でも骨や筋肉が衰えてきます。特に女性は閉経を迎えると、女性ホルモンが激減して急激に骨密度が低くなり、骨粗鬆症になってしまいます。そこに腎機能の低下が重なると、同年齢の女性よりもはるかに早く、骨粗鬆症が進行していきます。女性ほどではありませんが男性も、骨がもろくなり、骨折しやすくなります。

## ◉認知症

高齢透析患者さんに多いもう一つの疾患が認知症です。

日本透析学会が公表している透析患者の現況調査（２０１０年12月31日現在）では、認知症がある透析患者さんは２万３３２１人で、透析人口全体の９・９％を占めます。

認知症は、さまざまな原因で脳細胞が死んだり、働きが悪くなる病気です。それによって記憶力や判断力が低下し、社会生活や対人関係に支障が出るようになると認知症と診断されます。記憶力や判断力が多少低下しても、自立した生活を維持できていれば、認知症ではなく、生理的な物忘れの範囲内です。

高齢者の認知症は、生活習慣病の一つであるという見方があります。加齢や脳血管障害によって認知症が増加することや、糖尿病、高血圧の患者さんに認知症の発症リスクが高いことがわかっているからです。

透析の患者さんは動脈硬化の合併率が高いこと、糖尿病性腎症が多いこと、尿毒物質の蓄積、電解質や内分泌の異常などがあることから、健常者より認知症になるリスクが高いと考えられます。

実際に透析をしている脳血管性認知症患者は、健常者の5倍以上にのぼるという報告もあります（福西勇夫：高齢者および高齢維持透析患者の心理特性．臨牀透析 2007；23：1255-1258）。

認知症が重度になると、ご家族が透析治療をあきらめてしまったり、病院によっては透析の受け入れを断るところもあります。認知症の患者さんでも、安心して透析を受けられ

## 認知症の症状

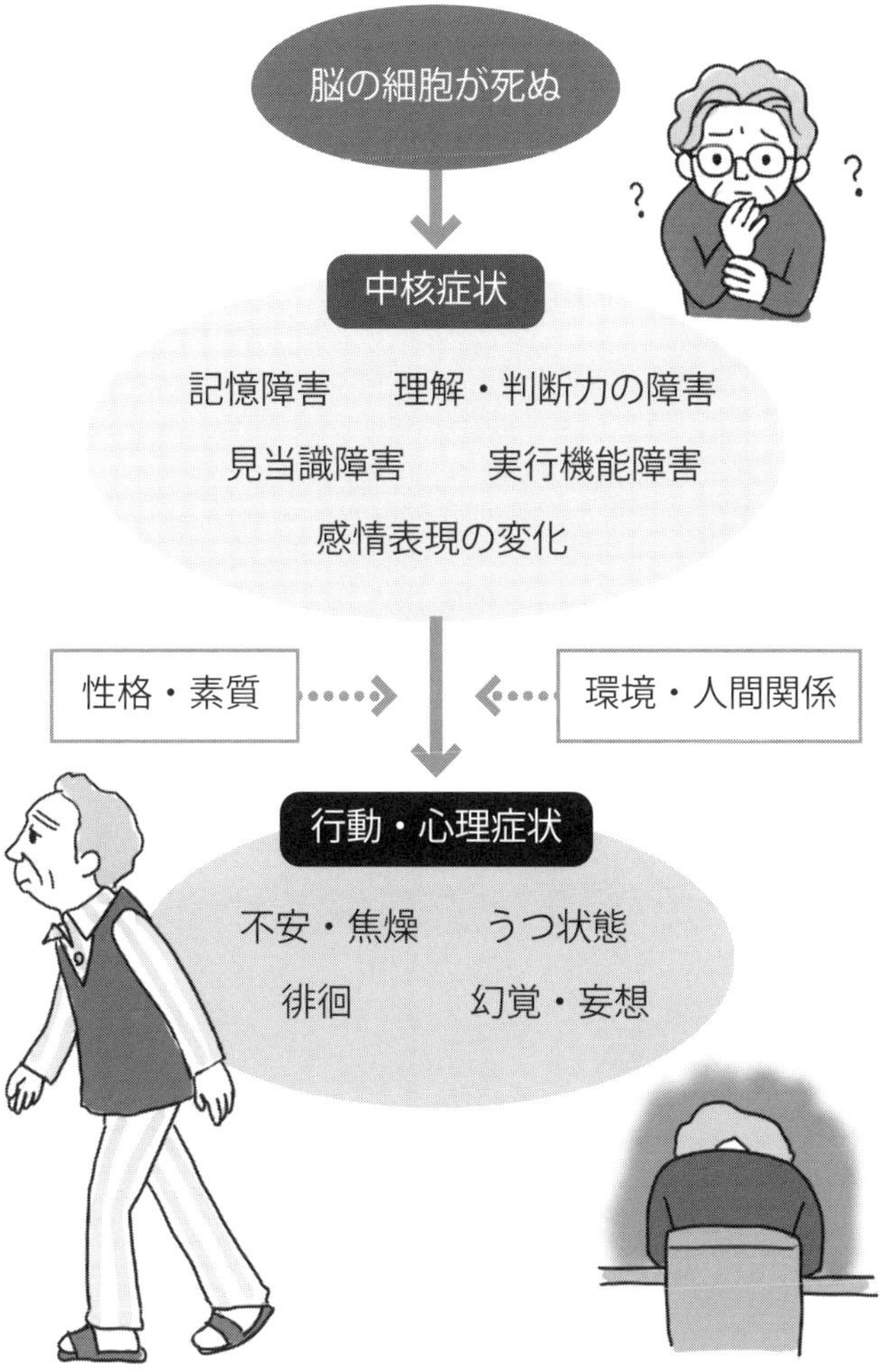
脳の細胞が死ぬ
中核症状
記憶障害
理解・判断力の障害
見当識障害
実行機能障害
感情表現の変化
性格・素質
環境・人間関係
行動・心理症状
不安・焦燥
うつ状態
徘徊
幻覚・妄想

るような環境の整備や、患者さんやご家族に寄り添った看護が必要だと痛感しています。

私自身、認知症に関する研修に定期的に参加しています。現在、日本全国に認知症患者さんが462万人いて、10年後には700万人に増えると予測されています。

今や認知症は国民病となっています。地域のかかりつけ医が認知症を診る時代が到来しました。私も認知症サポート認定医として、病院全体で認知症対策に取り組みたいと思っています。

## 腎不全では死なない！　透析患者さんの二大死因

腎臓病は糖尿病と同じように、その病気が原因で患者さんが亡くなることはあまりありません。透析をしていれば腎機能は保たれており、天寿を全うすることもできます。こわいのは合併症で、むしろそれで命を落とすことが多いのです。

「わが国の慢性透析療法の現況」（日本透析医学会）によると、透析患者さんの死亡原因で圧倒的に多いのは心不全と感染症です。この二つで全体の5割を超えます。次いで悪性腫瘍（がん）、脳血管障害（脳出血や脳梗塞）と続きます。

心不全と感染症は、私たちもいちばん気をつけている病気です。なぜ心不全と感染症で亡くなる患者さんが多いのか、考えてみましょう。

## ◉心不全

心不全は病名ではありません。いろいろな原因によって心臓の機能が低下し、さまざまな症状が現れる状態をいいます。透析患者さんは、心不全になりやすい要因をいくつも持っています。

一つは、尿量の減少あるいは無尿によって、体に水がたまりやすいことです。摂取した水分は、そのまま体重増加につながります。

次の透析のときにしっかりドライウェイトまで除水できないと、余分な水分が体内に残ってしまい、心臓にかかる負担が大きくなります。特に透析が中二日空く週末は体重が増えやすく、うっ血性心不全を起こしやすいので、水分・塩分の摂取には十分な注意が必要です。

二つ目は、血管の管理が悪くて、心筋を養っている冠動脈が詰まりやすいことです。透析の患者さんは心筋梗塞や狭心症、心筋虚血といった心臓の病気が、透析をしていない人の3～4倍多いといわれ、冠動脈にステント（血流を回復するために血管に挿入する網目状の筒）を入れている人も少なくありません。心筋への血流が悪くなれば、心臓の働きは低下してしまいます。

また、高血圧が長期に続くと、心臓肥大を招き、心臓への負担が増します。

さらにカルシウムやリンの管理が悪いと、心筋の収縮運動が阻害されたり、心臓の弁に石灰化が起こる心臓弁膜症によって、心不全になります。

透析の患者さんは、腎臓から分泌されるエリスロポエチンという造血ホルモンをつくれなくなるため、貧血を起こしやすいのですが、貧血も心臓の働きを阻害します。

ですから、透析の患者さんは体重管理、血圧管理、食事による塩分、リン、カルシウムのコントロールなど、自己管理をしっかり行う必要があるのです。

また、私たちも透析効率をしっかり確保する必要があります。透析がしっかり行われていないと、尿毒症性の心筋障害が生じることもあります。

## ◉感染症

私たちがいちばん恐れているのが感染症です。透析の患者さんは抵抗力や免疫力が低下しているので、院内に感染症が発生すると真っ先に感染しやすく、患者さんの間にあっという間に広まってしまいます。感染症に、注意を払いすぎることはありません。

感染症とは、ウイルス、細菌、真菌（カビ）、寄生虫などの病原体によって、人から人に感染する病気のことです。

透析の患者さんにとって、感染症はいろいろな局面で起こります。

たとえば、尿が少ないために尿が停滞すると、尿路感染を起こしやすくなります。内シャントも、手術や穿刺の感染があります。血行障害や皮膚乾燥症による皮膚の感染症、肺炎やインフルエンザなどの気道感染症、腸内細菌叢が悪ければ、Ｏ１５７やノロウイルスによる消化管感染（食中毒）を起こします。

透析の患者さんが感染症を起こしやすいのは、次のような理由によります。

まず、食事制限をしている上に、透析膜から栄養素が漏出しやすく、栄養状態がよくないこと。リンやカルシウムなどの代謝異常によって、細菌やウイルスに対する免疫細胞

（白血球）の機能が低下していること、糖尿病を合併している患者さんは血糖コントロールが悪いと、抵抗力も低くなってしまいます。

抵抗力が落ちると、健康な人なら何の問題もない日和見菌でも、感染源になってしまいます。患者さんが抵抗力を落とさないように、食事やリハビリに力を入れるとともに、衛生環境にも十分配慮する必要があります。

## 重要なインフルエンザの予防

感染症の中でも、特に注意を払わなければならないのが、インフルエンザです。毎年のように流行する季節性インフルエンザはもちろんですが、さらに注意が必要なのは、私たちが免疫を持っていない新型インフルエンザです。

インフルエンザは免疫力の低い人ほどかかりやすく、重症化しやすい傾向があります。重症化すれば、死に至ることもあります。

透析の患者さんは、週3回病院に通い、透析治療を受けます。病院は、外来患者や見舞客など、人の出入りの多いところです。その中には、インフルエンザに感染している人がいるかもしれません。そういうところに４時間以上滞在しているのですから、感染している人と接触する機会も多くなります。

インフルエンザ対策で最も重要なことは、予防です。当院では、インフルエンザシーズンの前に、必ずワクチンを２回接種します。卵アレルギーのない限り、患者さん、医療従事者とも、全員にワクチンを打ちます。

１回のワクチン接種で、80％抗体ができます。２回目のワクチンで95％抗体ができるといわれています。ただし、ワクチンには予防効果はありません。ＷＨＯ（世界保健機関）や日本の厚生労働省が認めているのは、発症したときの重症化を抑える効果です。

また、シーズン中は、透析室に入る前に必ず熱を測ります。ワクチンを打っているので、仮に感染していても高熱が出ないことがありますから、必ず問診をして、かぜ症状がないかどうかチェックします。疑わしいときは検査室に直行し、インフルエンザウイルスに感染していないかどうか検査します。ウイルス検査は、綿棒で鼻粘膜の組織を採って調べれば５分でわかります。

有効なのは、手洗いとマスクの着用です。しっかり30秒間手洗いをすると、きれいに除菌できます。30秒は、「咲いた、咲いた、チューリップの花が……どの花見てもきれいだな」まで歌い終わる長さです。実際に行ってみてください。ふだんの自分の手洗いが3〜5秒ほどで、いかに短いものか実感できますよ。

マスクは隙間ができないようにしっかり肌に密着させ、一日2回交換します。きっちりとマスクで鼻を隠すことも大事です。ときどき、マスクから鼻の穴が出ている人を見かけますが、それでは効果が十分発揮されません。

用心しなければならないのは、不顕性のインフルエンザ感染です。ウイルスに感染していても、体力がある人は、症状が出ないまま治ってしまいます。しかし、体内にはウイルスがいますから、知らないうちにウイルスをまき散らし、接触した人に感染させてしまいます。そういう不顕性の感染を防ぐためにも、手洗い、マスクは必須です。

もし感染者が見つかったら、すぐに薬を投与します。薬は、オセルタミビル（タミフル）などのインフルエンザ治療薬です。早めに薬を飲むことで、症状が軽くすみ、回復が早くなります。タミフルは、普通の人なら1カプセルを10日間続けて服用しますが、透析の患者さんは5日に1錠服用し、その5日後にもう1錠服用します。

また、感染がわかった患者さんといっしょに透析を受けた患者さんやスタッフも、予防的にタミフルを服用します。少量のタミフルには予防効果があることが、厚労省のガイドラインにも記されています。

感染症でいちばん大事なことは、一にも二にも予防です。もし一人でも感染者を見つけたら、素早く適切に対処して、感染を広げないこと。これにつきます。

## 透析患者さんの血管はボロボロ

透析患者さんの二大死因の一つが心不全ですが、心不全になるいちばん大きな原因は、心筋梗塞や狭心症といった虚血性心疾患です。虚血性心疾患は、心筋に血液を送っている冠動脈が狭くなったり、詰まってしまう病気です。

こうした病態は、冠動脈だけでなく、脳細胞に血液を送っている脳の血管でも起こります。この脳の血管が詰まったり破裂したりする病気が、脳血管障害（脳卒中）です。

脳卒中にはいろいろありますが、代表的なのが、脳の血管に血栓が詰まる脳梗塞と、脳の血管が破裂して出血する脳出血です。

脳梗塞の発症には、動脈硬化が深く関わっています。動脈硬化は加齢にともなう生理的変化でもありますが、高血圧、高血糖、高コレステロールなどがあるとその進行が早まります。透析の患者さんは、特に動脈硬化の進行が早いといわれています。

一方、脳出血の最大の危険因子は高血圧です。透析患者さんの場合、50歳以下の比較的若い人で、高血圧の治療が不十分な人に脳出血が多い傾向があります。

このように、脳梗塞も脳出血も高血圧の影響が大きいので、血圧の管理が予防の最大のポイントになります。そのためには、何といっても水の管理が大事です。

脳梗塞の予防に、通常なら「1日2Lの水を飲んでください」とアドバイスするところですが、透析の患者さんにはそれは言えません。水を1日2Lも飲んだら、透析しても除水できず、血圧が上がるのは目に見えています。むしろ、水の貯留を最小限にし、除水を極力少なくすることが大事なのです。

水を制限しても血圧が高いときは、カルシウム拮抗薬のような、血管を拡張させて緊張をやわらげる降圧剤を使います。

## 見落としやすい前立腺がん、腎臓がん、膀胱がん

透析患者さんの死亡原因の3位は、がんです。透析の患者さんに限らず、いまや日本人の二人に一人はがんで死亡するといわれるくらい、がんはこわい病気です。

がんについては、透析の患者さん特有の問題があります。それは、尿が出ないために、見つけにくいがんがあることです。

がんの多くは、かなり進行するまで自覚症状がありません。しかしその中で、血尿によってわかるがんがあります。膀胱がん、腎臓がん、前立腺がん、尿管がん、腎盂がんなどです。特に膀胱がんは、その85%が肉眼的血尿（目で見てわかる血尿）がきっかけになって発見されています。

血尿は、腎臓から尿管、膀胱に至るまでの尿路のどこかに炎症や腫瘍などができて出血し、尿に血液が混じるものです。肉眼ではっきり血液が混じっていることがわかるものも

あれば、尿検査で血尿が見つかるものもあります。尿検査で見つかるものを顕微鏡的血尿といい、目で見ただけでは血尿かどうか判別できません。

こうした病気のサインが、透析の患者さんにはありません。おしっこが出ないのですから、血尿も見つかりようがないのです。したがって腎臓がんや膀胱がんの発見が遅れることがあります。

Nさん（70代・男性）は、まだ尿が出ていた頃、前のクリニックで血尿が出たことがあったそうです。泌尿器科では心配ないと言われたそうですが、透析のために当院に転院してきた際に、念のためCTを撮ったところ、右腎に6センチ大のがんが見つかりました。

Nさんは、進行性の腎臓がんだったのです。すぐに大学病院に移って、腎臓を摘出する手術を受けました。

Nさんの腎臓はすでに機能を失っていましたが、機能が廃絶した腎臓にはがんができやすいので、要注意です。この事例から、当院では、定期的に腹部-骨盤エコー検査を実施することにしました。エコー検査は、レントゲン検査と違って、被曝の危険性がありません。

また、ゼリーを体に塗るだけで、痛みもなく、簡便に異常がわかる検査ですので、みなさんに好評です。すると、Ｉさん（82歳・男性）の右腎臓に1センチの小さな腎臓がんが見つかりました。エコーで異常を認め、造影ＣＴ検査で確定診断ができました。小さいがんだったので大学病院に紹介し、切除することなく、凍結治療で治すことができました。1泊2日の治療でした。治療後3年経過していますが、再発兆候なくお元気です。

いずれにせよ、透析の患者さんは免疫力が低下しているので、がんのリスクも高くなります。がんは早期発見、早期治療がいちばんですから、血液検査で腫瘍マーカーをチェックするなど、定期的な検査が必要です。

## 透析は心の病気（うつ病、不眠）と深い関係があります

心の病気についても、触れておかなければなりません。

透析を始めるようになると、患者さんの生活は一変します。シャントの造設、週に3回の病院通い、シャントの管理、食事制限、仕事や家事との両立など、いろいろなストレスが患者さんを襲います。患者さんには透析という治療自体が、肉体的にも精神的にも大き

な負担になるでしょう。

透析に慣れると、そうした初期の頃の不安やストレスはある程度解消されますが、治療が長期にわたることから、別の不安が生まれてきます。合併症や感染症に対する不安、経済的な不安、治療にともなう不安、将来に対する不安など、さまざまな不安が心身にダメージを与えます。

ストレスには、身体的なものと精神的なものがあります。透析患者さんの場合は、もともと腎不全による代謝異常という身体的な問題を抱えています。それに加えて、透析や薬物療法など、日々の治療によって受ける肉体的なストレスもあります。また、体が透析のリズムに慣れるまでは、それまでなかった体の不調が現れてくることもあるでしょう。

こうした肉体的なストレスが精神面にも影響して、よけい抑うつ的になったり、情緒が不安定になったりします。

高齢の患者さんは、透析という環境の変化がきっかけで老人性のうつになったり、脳の器質的な問題からうつになることもあります。当院でも、高齢の患者さんに、うつ病が多く見られます。

透析の患者さんの精神状態は、透析の各段階でさまざまに変化します。しかも、一人ひとりの患者さんがそれぞれに家庭の事情を抱えており、病状や性格も異なります。現れる症状も多種多様です。

透析患者さんは、身体的な治療だけをしていればよいわけではありません。こうした心のケアがしっかりできていないと、透析そのものが続けられなくなってしまいます。

## 心療内科との連携でストレスケア

近年、サイコネフロロジーという考え方が重視されるようになってきました。この言葉は精神・心理を表す「サイコ」と、腎臓病学という意味を持つ「ネフロロジー」を組み合わせたもので、「精神腎臓病学」のことをいいます。

具体的にいうと、精神科医や心療内科医と腎臓内科医（透析専門医）が連携して、心と体の両面から、患者さんをトータルにサポートする試みです。

当院でも2週間に1度、心療内科の医師に来てもらい、透析の患者さんのストレスケアに当たってもらっています。心療内科の医師にお願いしているのは、おもに患者さんのカウンセリングと内服薬のチェックです。

先ほど述べたように、透析の患者さんは心身ともに不安定です。私たちも一人ひとりの患者さんに向き合い、不安や心配に思っていることを少しでも引き出して、患者さんがストレスをためないように努めていますが、必ずしも十分にできているとはいえません。やはり、専門医によるきめの細かいカウンセリングが必要です。

心療内科の医師には、患者さんと直接会ってじっくり話を聞いてもらいます。それでも不十分なときは、ご家族に来てもらうこともあります。

専門医によるカウンセリングは、私たちとはまったく違う視点で行われますから、カウンセリングの中で思いがけない患者さんの声（本音）が聞けることがあります。そうしたことは全部カルテに残してもらい、カンファレンスで検討します。

薬のチェックも重要です。高齢のうつ病や認知症の患者さんは不眠傾向が強いので、必ずといっていいほど睡眠薬が処方されます。しかし、薬によっては高齢者に向かないものもあります。たとえば、私たちが一般的に処方している眠剤は比較的若い人に効く薬が多く、高齢者が服用すると認知機能が低下することがあります。

心の病気に対する処方は、専門医でないとわからないこともありますから、心療内科医による薬のチェックは参考になります。

実際、心療内科医のカウンセリングを受け、薬を変えたことによって、よく眠れるようになったり、透析中に暴れなくなった患者さんもいます。

心療内科との連携は、これからますます必要になると思われます。

## 輸血の際には必ず透析を

さて、透析の患者さんにとって大量の出血や吐血にも気をつけなければなりません。大量に血液を失うと、血圧が急激に下がってシャントが詰まってしまいます。ですからすぐに、輸血をしなければなりません。

しかし、透析の患者さんが輸血をするときは、透析が必要になります。なぜかといえば、輸血の血液中にカリウムが多いからです。それをそのまま輸血したら、たちまち高カリウム血症になって、心停止になる恐れがあります。ですから、輸血をするときは、その場で透析器を回して血液を濾過しなければならないのです。

透析の患者さんには、必ずといっていいほど、胃潰瘍の予防薬が処方されます。タバコやコーヒー、アルコールなどの刺激物で胃潰瘍になり、吐血したら大変だからです。

ほかの病気なら、多少は時間的な猶予があります。仮にがんが見つかったとしても、すぐに悪化したり、亡くなるわけではありません。脳卒中や心筋梗塞を除けば、一刻を争うような病気はほとんどないといってもいいでしょう。

ところが、吐血だけは待ってくれません。一度吐血し始めると、出血が止まらなくなってしまいます。それがこわいので、どこの透析施設でも、胃潰瘍の予防薬だけは患者さんにお渡しします。

当院で、こんな患者さんがいました。Uさん（50代・男性）は愛煙家で、透析入院中も私たちに隠れてタバコを吸っていました。一度吐血して倒れたことがあったので、その後は厳重注意し、絶対禁煙を守ってもらいました。

しかし、最初の吐血からわずか1か月後、Uさんはまた吐血して、病棟で倒れてしまったのです。運悪く夜の遅い時間帯で、当直は形成外科医でした。さっそく輸血をしましたが、形成外科医は輸血しながら透析をすることを知りませんでした。しかし看護師がそれに気づき、すぐにMEに連絡して、深夜でも透析をしながらの輸血ができたのです。

この看護師の機転でUさんは事なきを得ましたが、後日の調査で、Uさんが吐血した原因がわかりました。タバコをやめた代わりに、毎日缶コーヒーをガブ飲みしていたのです。この一件で、患者さんの嗜好調査がいかに大事かがわかりました。

このように透析患者さんは、まず吐血や出血に気をつけること。大量出血で輸血するときは、透析が必要であることを覚えておいてください。

## 困ったときは薬を断ってみましょう

透析をしているといろいろなことがあり、全身状態が悪くなってしまう患者さんもいます。そんなとき、私はいったん薬を全部やめます。もちろん、やめてしまうと命に関わる薬もありますから、そういう薬は除外して、それ以外の薬は全部切ります。

透析の患者さんは、たいてい複数の薬を服用しています。なかには、10種類以上の薬を服用している患者さんもいます。それらの薬を全部やめると、患者さんの状態が改善されて、逆に元気になることが多いのです。私の印象では、透析の患者さんは、案外、薬をやめたほうが体調がよいのではないかと思います。

私が透析医療を始めたとき、透析医療の大御所ともいえる先輩医師がこうアドバイスしてくれました。

「困ったときは、いったん薬を全部切るとよい」

最初はその言葉に驚きました。しかし、その言葉の通りでした。

私がそれを初めて経験したのは、Tさんの事例です。Tさんは体力が落ちて食事がとれなくなり、一時はもうダメかもしれない、というところまでいきました。薬も飲めないので、やむなく薬を全部やめたところ、一週間たった頃からみるみる元気になってきたのです。これはすごいと思いました。

大学病院から紹介されて透析を受けていたFさんも、薬をやめて元気になった患者さんです。Fさんは膠原病という全身病を持っており、月に一度大学病院を受診していました。

ところがある日、突然体調を崩して、大学病院を受診できなくなってしまいました。そこで受診をせず、薬もやめたところ、かえって体調がよくなったのです。

こういうことが続いて、断薬の効果に確信を持つようになりました。

透析をすると、薬も代謝されます。しかし、透析だけでは抜けない薬もあります。すると、その成分が少しずつ体の中にたまってきます。1年、2年飲んでいると、それがどんどん蓄積されてきます。そこで、いったん薬を全部切るのです。すると、その蓄積された成分が透析で代謝され、全部抜けていきます。だから、体調がよくなるのです。高齢者には、特に断薬が効を奏します。

血圧や糖尿病の薬は、一度飲み始めたら一生やめられないと、皆さんが思っています。しかし、そんなことはありません。高血圧の薬でもやめることができます。

Kさんは、血圧が高くて長いこと降圧剤を飲んでいました。あるとき、血液検査で肝機能の数値が軒並み400IU/Lを超えてしまいました。これは薬が原因かもしれないと思い、全部の薬をやめて様子を観察したところ、肝機能も血圧も下がって正常域に入ったのです。それから、ずっと薬は飲んでいません。断薬によって降圧剤をやめられた患者さんは、ほかにも数名います。

実は、私自身も薬剤性の肝障害になりました。夏バテがひどかったので、血液検査を実施したところ、肝機能が１００IU/L近くになっていました。私は、抗潰瘍剤や肩こりと頭痛で消炎鎮痛剤を常用していたのです。

どの薬が原因なのかわかりませんでしたので、全部やめました。これまで何年も内服していて、まったく問題なかったので、「薬ではないかもしれない」とも思いましたが、疑いがあるものはやめようと決心したのです。

すると、２週間もしたら完全に肝機能が改善し、体も楽になりました。それよりも何よりも、朝、早起きができるように体質が変わりました。現在、朝６時に起きて、電車で病院まで通勤しています。

抗潰瘍剤と認知症の悪化が指摘されていますが、私自身の経験では、抗潰瘍剤をやめることで早起きができるようになったと思っています。その分、食べるものでは、胃腸への刺激の強い食物を控えるようにして、牛乳を適宜飲むように心がけています。

不思議と薬を飲んでいるときは、少し無茶をしていても、薬が治してくれると思ってしまうのです。逆に、薬に頼らなくなると、「自分で管理しないといけない」と、自覚が生じて規則正しい生活を心がけるようになるものですよ。

病院では、ついつい薬が増えがちです。どこか悪いところがあると、薬が一つずつ増えていきます。薬が増え過ぎると、どの薬がどう効いているのかわからなくなってしまいます。それどころか、薬の飲み合わせによって副作用が出ることもあります。

困ったら、いったん薬を切って様子を見る。もし必要な薬があれば、そこから一つずつ足していく。透析の患者さんには、そういうスタンスも必要です。

ただしそのときは、必ず患者さん、ご家族にていねいに説明し、同意を得ます。患者さんやご家族の同意や納得感がなければ、断薬という大ナタは振るえません。そこには、日頃からの患者さんとの信頼関係が大切になってきます。これが築けていなければ、「断薬なんてとんでもない！」ということになるでしょう。断薬して患者さんの体調が劇的によくなれば、また信頼の絆が強くなります。

こうした断薬とか薬剤の変更に関して、当院スタッフや家族の人たちにも知ってもらい、みなの理解を得るために、家族参加型の透析カンファレンスを毎週火曜日の午後3時半か

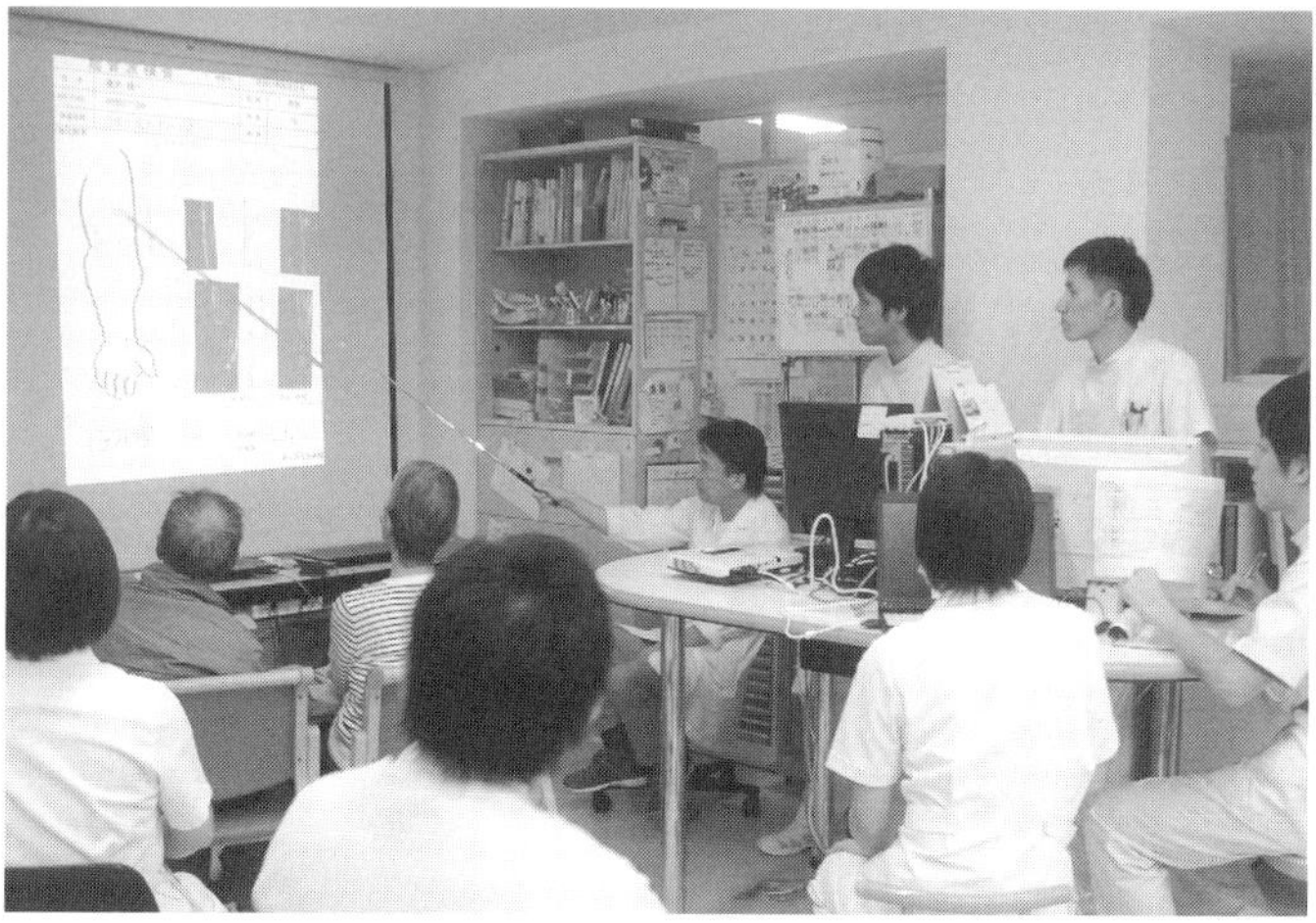

シャントマップを見ながら、透析カンファレンスを行う

ら透析室で実施しています。

本人や家族だけでなく、透析に関わっているすべてのスタッフにも投薬の現状についても知っておいてほしいのです。

## 透析患者さんこそ全身管理が必要です

透析に週3回も通うのは、患者さんにとって確かに負担であることは間違いありません。しかし別の見方をすると、それは大きなメリットにもなります。病院に通っていれば、患者さんに必要なメンテナンスを常に受けることができるからです。

透析の治療は、技術が進んだとはいえ、患者さんの体に少なからぬ負担をかけます。腎臓が悪いだけでなく、複数の余病を持っているような患者さんが、そうした治療を継続的に受けるには、定期的な全身管理が必要です。

私たちは患者さんの健康管理のために、半年に一度、定期検診を行っています。血液検査、便潜血検査、必要に応じて画像検査（CT、MRIなど）を行い、時系列で検査の結果を見ます。特に私たちが注意しているのは、がんです。透析の患者さんは免疫力が低下しているため、健康な人よりがんになりやすいのです。

血液検査では、腫瘍マーカーをチェックします。PSAは前立腺がん、CEAは大腸がん等、CA19-9は膵臓がん、胆管がん等、α-FPは肝臓がん等の指標になります。腫瘍マーカーが陽性なら、CT検査や内視鏡検査でより詳しい検査を行います。

日本は健康診断の受診率が低く、多くの方が病気を早期発見するチャンスを逃しています。透析の患者さんは、せっかく病院と縁を持っていただいたのですから、健康診断だけはきちんと受けていただきたいと思います。

なかには、「頼んでもいないのに、検査!?」と思われる人がいるかもしれません。しかし、定期検査をしているから、わずかな異常も見つけられるのです。大事なことは、その結果を、必ず患者さんやご家族にフィードバックすることです。

患者さんの情報をみんなで共有することで、齟齬のない対応ができますし、治療に対する一体感も生まれてきます。

# 第5章

# チーム医療で支える「明るい透析」

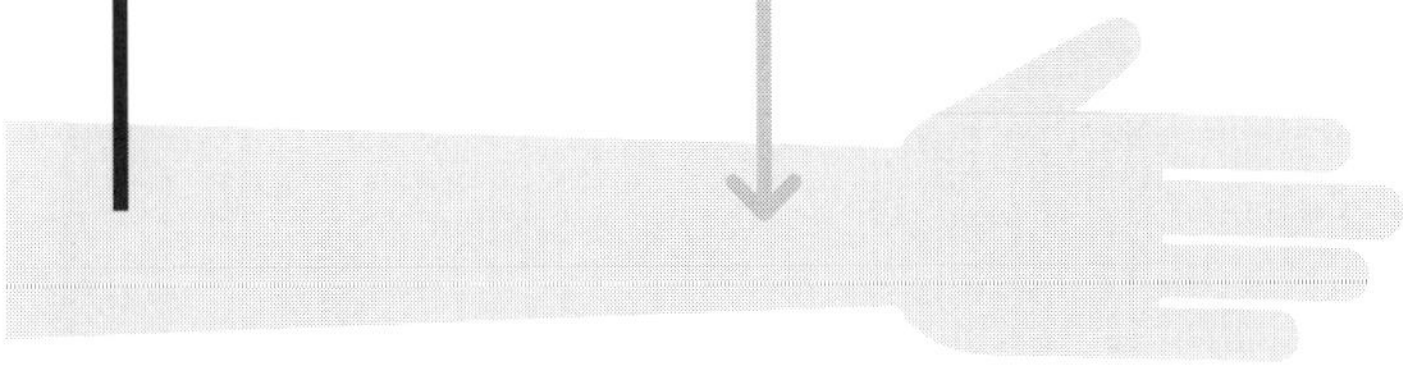

## 透析は「チーム医療」で成り立ちます

透析の患者さんは、多面的なサポートが必要です。それも正面からではなく、側面からの多重的なアプローチです。

いままで見てきたように、患者さんは高齢化しており、体調面、家庭面、社会面などでさまざまな事情を抱えています。また、合併症も多く、糖尿病、高血圧、脂質異常症、骨粗鬆症、認知症など、複数の合併症を持っている人も少なくありません。体調や心の状態も、その日によって違います。

そういう患者さんに対しては、当然、きめ細かい体調管理が必要になってきます。

透析は医師の指示のもと、臨床工学技士が中心になって行いますが、患者さんの体調管理には、多くのスタッフが関わっています。バイタルチェックなどをして全身状態を管理している看護師、リハビリや運動指導をする理学療法士、栄養指導を受け持っている管理栄養士、入院している患者さんなら、病棟のスタッフも関わってきます。その誰か一人が欠けても、患者さんの体調管理はうまくいきません。

ですから患者さんの情報は、透析に関わるすべてのスタッフが共有しています。透析は、医師中心の医療ではなく、コ・メディカルと呼ばれる医療スタッフ全員が関わるチーム医療です。もっと視野を広げれば、メディカルソーシャルワーカーや介護福祉士など、福祉の分野の人たちも関わってきます。

いつも透析がうまくいって、患者さんが元気でいられるとは限りません。透析中に問題が起きることもあります。患者さんが急に体調を崩してしまうこともあります。何が起きるかわからないのが透析であり、透析の患者さんです。

そんなとき、異なる分野の、できるだけたくさんのプロの目が注がれていれば、少しでも見落としや漏れを防ぐことができます。透析は、大勢のスタッフが患者さんを支えることで成り立つ医療なのです。

そして、こうしたプロのスタッフは、患者さんの家族の支援も当然視野に入れています。私は、メディカルソーシャルワーカーの役割が、この透析医療では今後ますます重要になっていくものと考えています。当院での家族参加型の透析カンファレンスでは、常に最低一人のメディカルソーシャルワーカーが参加して、福祉等のサービスの情報を提供しています。

## チーム医療の柱・家族参加型カンファレンス

チーム医療で私たちがとりわけ重視しているのが、ご家族です。透析は、家族の協力なしにはうまくいきません。高齢の患者さんであれば、病院への送り迎えから日々の食事の世話、さらには薬やシャントの管理まで、ご家族が一身に担っています。

一方、私たちが患者さんに接する時間は、患者さんが透析に来られる4～5時間だけです。週にして、たったの十数時間。それ以外の大半を、患者さんは家庭や職場で過ごしているのです。患者さんの生活をいちばんよく知っているのは、やはり生活をともにしているご家族です。

透析の患者さんは、日々の食事や生活習慣がとても大事です。ですから、ご家族が腎臓病や透析のことを理解していないと、よい治療ができません。ご家族に透析への理解を深めてもらい、ご家族とともに患者さんを支えたい。そんな思いからスタートしたのが、家族参加型のカンファレンスでした。

カンファレンスとは、透析医療に携わっているすべての職種のスタッフが集まり、それぞれの立場から患者さんの病状や治療について検討する場のことです。チーム医療に欠かせないものですが、そこに患者さんはもちろん、ご家族も参加して一緒に考えようというシステムです。

ご家族が参加することで、患者さんがどんな環境で生活し、どんな方が患者さんの面倒を見ておられるのか、私たちも知ることができます。また、家庭で困っていることはないか、食事はきちんととれているか、どんな治療を望んでいるのか、といった家族の思いや家庭での問題点などもお聞きできます。

現場スタッフからは、患者さんの栄養状態やリハビリの状況、体調面や精神面の変化など、私たちが感じていることを率直にお話しし、問題があればみんなで話し合います。そのすり合わせの中で、患者さんにとって最もよい選択を探ることになります。

透析には、医療の現場でできることと、家庭でできることがあります。その両方が機能していないと、うまく進みません。

家族参加型カンファレンスは、月に一度のペースで行なっています。ご家族、患者さん、医師、透析スタッフ全員、病棟の各リーダー、ソーシャルワーカーなどが出席し、多方面からの意見交換を行います。

## 大事なことは横の連携とコミュニケーション

日本の医療は、専門科が細分化された縦割り医療だとよくいわれます。そのため科同士の連携が少なく、患者さんの全身状態を見られないという弊害が指摘されています。

しかし透析医療は、横の連携を重視した全員野球にたとえることができます。各部署の垣根は低ければ低いほどよく、垣根を越えたコミュニケーションが何より大事です。

当院の透析室では、家族参加型のカンファレンスのほかに、透析スタッフだけのカンファレンスや勉強会も行なっています。スタッフがそれぞれの専門分野を理解し、より密な情報交換をするためです。たとえば、夏場は食中毒について、冬場はインフルエンザとノ

スタッフの声

## 他部署との壁はすごく薄いです

理学療法士・吉田雅夫（仮名）

私の知っている限り、透析中にリハビリをする病院は、そんなに多くはないと思います。リハビリがよいとわかっていても、透析のあとは体がしんどいので、自分から積極的にリハビリをしようという患者さんは少ないですね。でも、2日に一度は病院に来られて、4時間という透析の時間を過ごされるのですから、ベッドで横になっている時間や透析前後にリハビリができるのは、大きなメリットだと思います。

実際にリハビリをすると、むくみが取れたり、血圧が改善したり、筋力も確実についてきます。目に見える効果がありますから、透析の患者さんには絶対にリハビリが必要ですね。

私たちは、20分から40分というまとまった時間、患者さんと向かい合っています。患者さんとの関係をうまく保つためにも、コミュニケーションが大事です。ですから、リハビリの技術ももちろん大事ですが、それと同じくらい、コミュニケーション能力も求められていると思います。

私は、患者さんの心の中に入っていけるような形で、とにかく患者さんとしっかりコミュニケーションをとることを心がけています。患者さんがずっと心に壁をもったままだと、私たちがいくらシャント運動をしてください、リハビリ大事ですよと言っても、患者さんの心に届かないですからね。シャント運動をしてもらえなかったら、透析に影響が出て、患者さんの命にも関わる可能性があります。そんなことのないように、なるべくよい関係を築く努力をしています。

また、リハビリ中に患者さんから聞いたことで、気になる情報は他部署の人にも必ず伝えるようにしています。

情報の共有はすごく大事なので、スタッフ同士の情報交換はまめにやっています。他部署との壁は、すごく薄いと思いますね。

ロウイルスといったウイルス感染症について、複数回にわたり勉強会を行います。

こうしてふだんから顔を合わせる機会が多いので、スタッフは、困ったときにいつでも声を掛け合っています。わからないことを聞いたり、相談したり、一緒に考えて、解決の道筋を探っていきます。

管理栄養士から、こんな話を聞いたことがあります。透析の患者さんが、もっとやせたいので食事を減らしたいと、栄養士のところに相談に来たそうです。しかし、透析の患者さんが必要以上に食事を減らすのは危険です。

そこで、食事を減らすのではなく、運動してやせましょうと提案し、理学療法士に連絡して運動療法を指導してもらいました。この患者さんは食事をしっかりとった上で運動し、栄養を損なうことなく体重を落とせました。しかも、体力もついて、それまで以上にお元気になったそうです。

栄養士はいつも透析室にいるわけではありませんので、患者さんがきちんと食事をとれているか、食事のことで困っていることはないか、把握しにくいところがあります。しかし、ふだん患者さんと接している臨床工学技士（ＭＥ）やリハビリのスタッフが、世間話の中でそれとなく聞いて、栄養士に連絡することもあります。
こういう複数の目による管理と横の連携が、患者さんの体調にも反映されます。

## チームをつなぐのは、患者さんへの共通の思い

この章でコラムとして紹介しているスタッフの話からもわかるように、チーム医療がうまく機能するためには、相互の信頼とコミュニケーションが大事です。これは、医療スタッフと患者さんやご家族との間でもいえますし、医療スタッフ同士の間でもいえます。ふだんからコミュニケーションが取れていて、患者さんやご家族との間に信頼関係が築かれていれば、仮に少々の失敗があっても、関係が損なわれるようなことはありません。

しかし、患者さんとの信頼関係を築くのは、それほど簡単なことではありません。患者さんは透析の間、じっとまわりを観察しています。その中でいろいろなことを思うでしょうが、思ったことの10分の1も口にすることはありません。それがたまると、ストレスになってしまいます。

ですから私たちは、ことあるごとに患者さんに声かけをしています。医師や看護師はもちろん、MEも理学療法士も頻繁に声をかけていますし、ときどき顔を見せる栄養士も、必ず患者さんに話しかけています。透析中、患者さんたちをなごませるのは、やっぱり会話だからです。

先ほども述べましたが、薬を全部やめたところ、私自身が早起き人間になりました。現在では朝一番に病院に来ています。当然、まず患者さんのところに行って「おはようございます！」と声をかけています。

朝一番の患者さんとの会話で、何か異常が起こっていないか、昨夜はしっかりと睡眠がとれただろうか、といったことが会話を通じて読み取れます。

今、当院には、会社の社長さんで脳梗塞をした透析患者さんが入院されています。奥様がずっと病院に付き添われています。食事の介助をして、テレビを見せて、一日中、患者さんに付き添っているのです。朝一番に患者さんの部屋にいくと、その奥様が笑顔で挨拶してくれます。

もう1か月以上、こうした患者さんとご家族との関係が続いています。信頼関係も築け

スタッフの声

# 患者さんを追いつめずにしっかり管理

管理栄養士・星野澄江（仮名）

食事指導が必要な患者さんの栄養管理をしています。ここはリハビリに力を入れているので、患者さんがゴールに向かっていけるように、私たちも食事の面で、患者さんができるだけ必要な栄養を確保できるように、いろいろ工夫しています。

透析の患者さんは、カリウムが高すぎても低すぎても、よくないですね。高すぎて心臓の働きに影響が出たら危険なので、それは本当に気をつけなければなりません。リンもちゃんとコントロールしないと、予後がよくないと言われています。

外来の若い患者さんの中には、食べ過ぎてしまうのか、カリウムやリンがオーバーすることがあります。それは、血液検査の数値を見ればすぐにわかるのですが、でも、「食事療法をちゃんとやってますか」「食べ過ぎましたね」というような言葉は禁句です。薬や透析効率など、いろいろな原因でオーバーすることもありますから、私自身しっかりと下調べをした上で、まず患者さんの話をよく聞きます。そして、患者さんの全体的な背景を見た上で、世間話をするように、「どうして上がってしまったんでしょうねぇ」などと言いながら、一緒に原因を探したりしますね。

患者さんがご自宅でどんな食事をされているのか、私たちもなるべく細かく聞くように努めているのですが、それでもわからないことはたくさんあります。患者さんも全部を私たちに話すことはできないので、それは仕方ないことです。そこを私たちが「違うでしょ」と言ってしまったら、患者さんを追いつめてしまいます。

それでなくても患者さんは、管理栄養士が透析室に来たというだけで、何か悪いことをしたのではないかと思ってしまいますから、なるべく患者さんがそんなふうに思わないように、気をつけていますね。

患者さんとは、栄養指導のときに一人ひとりお話しさせていただきますが、毎週チェックしていても、食べ過ぎてしまったりして栄養管理がむずかしい人もいます。ですから、私たちがちゃんと見てますよということをしっかり示して、患者さんに食事療法の大切さを伝えたいと思っています。

ているのだと思います。

この社長さんは、入院当初はリハビリ嫌いでしたが、少しずつリハビリの時間も長くなって、耐久力もついてきています。当然、食事の摂取量も増えています。

こうした朝の挨拶をきっかけに、医療者と患者さん、その家族との間に、信頼関係の歯車が、いい方向にぐるぐると回り出したのです。

会話というのは本当に大事なツールですね。

透析のスタッフは、「患者さんに、もっと元気になってもらいたい」という気持ちをみんな持っています。

たとえばリハビリは、ただ患者さんの手足を動かせばいいというものではありません。患者さんが自分で動けるようになる（自立した生活ができるようになる）「生きたリハビリ」が必要です。ところが最近は、目的意識の欠如した、形だけの「なんちゃってリハビリ」というものが横行しているそうです。

透析の患者さんは高齢の方が多いこともあって、リハビリに積極的な患者さんはあまりいません。ですから、最初は半強制的です。半強制的でも、やっているうちにだんだん体を動かすのが楽しくなってきます。すると、患者さんが自発的にするようになります。そこまでもっていくのが、理学療法士の仕事です。

これは、熱心なリハビリスタッフでないとできません。「この人を動かしたい！」と本当に願うリハビリをするかどうかで、結果が違ってくるのです。

栄養士もそうです。口から食べられるようになってほしい、食べてもっと元気になってほしい。そういう思いで栄養管理に関わると、患者さんの嗜好調査を一生懸命します。すると、ちょっとカロリーが上がってしまう、カリウムが高くなってしまう、というようなことが起きてきます。しかし患者さんに食べさせたいと思ってそれをするなら、悪いことではありません。その分、ＭＥが透析効率を上げたり、理学療法士がリハビリに力を入れて調整すれば、多少食べてしまっても何とかなるものです。そういうチーム医療が必要なのです。

実はこんなことがありました。ほとんど寝たきりの、まだ若い女性の患者さんです。リハビリのスタッフは、何とかこの患者さんに動けるようになってほしいと、毎日一生懸命リハビリをしていました。ある日、一生懸命やりすぎたあまり、患者さんの骨が折れてしまったのです。

しかし、家族を含めて、このスタッフを責める人は誰もいませんでした。もちろん、病院の責任者である私も、責められることはありませんでした。なぜなら、そのスタッフが一生懸命リハビリをしていたことを、みんなが知っていたからです。

この患者さんは骨折が治ったあと、手術を受けて病気を克服し、結果的にはご家族からとても感謝されました。骨折したことが、病気を治したいという患者さんの気持ちを喚起したのです。もしかしたら、寝たきりから脱却するスイッチをリハビリスタッフが押したのかもしれません。

「患者さんのため」という共通のコンセンサスができていれば、基本的には何をしてもいいと、私は思っています。その結果、たまたま生じた不具合などは、すべて私の責任ですし、病院全体でフォローアップする気持ちを常に持っています。「意欲のあるスタッフは病院の宝である」と、いつも感謝の気持ちです。

スタッフの声

# いちばん大事なのは患者さんとの信頼関係

臨床工学技士・松本和典（仮名）

僕たちがやっている仕事は、透析をするための穿刺から患者さんのシャント管理、透析器の管理、メンテナンスなど、透析のすべての業務にわたります。

透析とひとことで言っても、透析の条件は患者さんによって全然違いますから、患者さんのデータを見ながら、どの範囲で透析をするのが患者さんにとっていちばんよいのか、医師と相談しながら透析をしています。

そういう意味では、患者さんと接する時間も長いので、患者さんとの関係はとても大事にしています。やはり、いちばん重要なのは、信頼関係ですね。たとえば、穿刺一つとっても、信頼関係があるかどうかで、患者さんの反応はまったく違ってきます。

透析の針は普通の注射針よりかなり太めなので、穿刺は痛いです。ですから私たちも失敗のないように慎重に行っていますが、患者さんによってはシャントの状態が悪く、針を刺すのが技術的にむずかしいケースもあります。

ときに穿刺がうまくいかないこともあるのですが、そんなとき、日頃から患者さんと信頼関係が築けていれば、笑って許してもらえます。

ところが信頼関係がないと、最悪の場合、「二度とこの人にやってほしくない」と拒否されてしまいます。僕たちが患者さんに拒否されたら、治療が成り立たなくなってしまいますから、それだけは絶対に避けたいことです。

信頼関係を築くには、やっぱり、会話がいちばん大事ですね。なるべく患者さんと接する時間を増やして、患者さんの言葉に耳を傾けるようにしています。

また、透析の患者さんはどうしてもネガティブな発言が多くなるので、ただ言葉で元気づけるのではなく、僕たちの持っている知識を総動員して、患者さんにきちんと状況を説明し、少しでも患者さんの不安を取り除くようにしています。そんなに心配することはないとわかれば、患者さんも安心して治療を受けられると思います。

透析中は何が起きるかわかりません。ですから、いつもアンテナを張りめぐらせて、患者さんのちょっとした変化にも気づけるようにしていたいですね。

## チーム医療がうまくいけば、患者さんは元気になります

患者さんが元気になってほしいというスタッフの思いは、チーム医療という形になって現れます。その連携がうまくいっていれば、結果は自然についてきます。

透析がうまくいき、リハビリを一生懸命して、必要な栄養をきちんととれば、患者さんは変わっていきます。薬が減って、みるみるうちに元気になります。それがまた、スタッフのモチベーションを高めます。

当院には、他院からの紹介で、一時入院のために転院してくる透析患者さんが大勢います。当然、そういう患者さんの全身状態はよくありません。しかし、透析・入院に関わるすべてのスタッフが協力し合って患者さんの治療に当たると、見違えるくらい元気になって退院し、元のクリニックに戻っていかれます。なかには、そのままここで通院透析を続けたいとおっしゃる患者さんもいます。

水分調節、運動、栄養のコツがつかめて、一度よい歯車が回り始めると、体はどんどん

よい方向に変わっていきます。そのコツをつかむまで、患者さんにもいろいろなジレンマがあります。それを医療スタッフが側面から支えて、患者さんにちょっとがんばってもらいます。がんばってコツをつかんだあとは、血圧や糖尿病の薬もいらなくなって、運動と食事だけで体調管理ができるようになるのです。

こういう体験は、患者さんに喜んでもらえるだけでなく、スタッフにとっても大きな自信になります。困難な症例ほど、みんなが一致団結して頑張るのが当院の透析室です。貴重な症例は、患者さんとご家族から承諾を得て、これまで日本透析学会や日本集中治療学会等でどんどん発表し、情報発信を行ってきました。「岡山から全国へ」という気持ちで、みんなが取り組んでいます。

## 重要性を増すメディカルソーシャルワーカー

カンファレンスには、メディカルソーシャルワーカーも参加しています。メディカルソーシャルワーカーは、保健施設や医療機関で働くソーシャルワーカーです。病気を持っている患者さんやその家族が抱える精神的な悩みや、経済的・社会的な問題の相談窓口になり、患者さんの社会復帰や自立を助ける仕事です。

患者さんは、私たち医療スタッフに相談できないような悩みも抱えています。特に高齢者だけの世帯では、保険の手続きや医療費の請求など、わからないことがたくさんあります。

また、老老介護で、介護する人が倒れてしまうようなケースもあります。そうなると、残された患者さんは行き場がなくなり、路頭に迷うことにもなりかねません。

そんなとき、福祉の情報やネットワークを持っているメディカルソーシャルワーカーが、大活躍をします。患者さんに必要な制度や仕組みの情報をお教えしたり、手続きを手伝ったりします。また、行き場を失った患者さんには介護施設などを探して、転院のお手伝いもしてくれます。

彼らは、患者さんやご家族の話をじっくり聞いて、医療と福祉のはざまにあるような問題をうまく解決に導いてくれます。私たちにとってはとてもありがたい存在で、私たちと患者さんの緩衝材のような役割を果たしています。

その仕事の内容は幅広く、しかもかゆいところに手の届くような緻密さです。メディカルソーシャルワーカーの存在は、現在、非常に重視されており、これからもっと重要になると思います。ただ、まだ日本では人材が十分に育っていないことが、今後の課題だと思われます。

## カラオケと笑いの効能

ここで少し話題を変えて、私たちが行なっている健康教室についてもお話ししておきましょう。当院では月に1回、地域の住民にも自由に参加していただける健康教室を開いています。おもに生活習慣病予防のための健康教室で、私が病気の話をしたあと、理学療法士が自宅でできるリハビリのやり方を紹介したり、栄養士が生活習慣病を予防する食事や献立の話をしたりします。

こういう健康教室自体は、そんなに珍しくはないでしょう。しかしこの健康教室がユニークなのは、最後に参加者全員でカラオケをすることです。もちろん私も歌います。そのいちばん最後には、希望者に一人でカラオケをしてもらいます。

カラオケをすると、免疫機能が上がるという報告があります。血圧も、歌を歌っているときは上がりますが、その後は下がります。いつも最後に歌を歌う患者さんは、高血圧の薬を止めることができました。これもカラオケの効能でしょう。

また、私たちが推奨しているのが「笑いヨガ」です。これはヨガの呼吸法に笑いを取り入れたものですが、ヨガのように体を動かす必要はありません。ただ、笑えばいいだけです。

「笑わなくなったら、1年後には認知症」という言葉があります。笑うだけなら誰でもできますから、認知症予防のためにも、笑いヨガに参加して大いに笑ってもらいます。

高齢の透析患者さんには、自宅で昔のアルバムや思い出の品を見ることもおすすめしています。昔の思い出にふれると、会話が弾み、自然に笑みがこぼれてきます。

テレビドラマでは、私は個人的に『水戸黄門』をすすめています。勧善懲悪のわかりやすいストーリーが、笑いとカタルシスをもたらしてくれます。

日本脳卒中学会で、面白い発表がありました。和歌山県立医大の教授の研究です。

まったく面白くない漫才を聞いたグループと、強制笑い（作り笑い）をしたグループでは、強制笑いをしたグループのほうが脳卒中になる率が低かったそうです。

笑いが免疫力を高めることはよく知られていますが、作り笑いでも免疫を高めるという論文がこれまでいくつも発表されています。ですから、作り笑いでもいいのです。

こういう面白い取り組みやイベントを積極的に取り入れて、患者さんにはなるべくリラックスしてもらうようにしています。

## 「あきらめない医療」を目指して

私たちがいちばん困るのは、患者さんの口から「先生、もう死んでもいい」という言葉が出ることです。高齢になると、透析の負担は大きくなります。先行きのことを考えて悲観的になり、「もうがんばりたくない」と思ってしまうのです。

この言葉は、本当に切ないものです。

私たちは、患者さんをとことん元気にして、入院している患者さんならとにかく家に帰れるくらい元気になってもらう。通院透析の患者さんなら、自力で公共交通が使えるくらい元気になってもらう。そのためにどうしたらいいのか、毎日みんなで知恵をしぼっているわけです。

患者さんが「がんばりたくない」といっても、あきらめるわけにはいきません。私があきらめたら、スタッフもあきらめてしまいます。あきらめるということは、手を抜くということです。手を抜き出したら、透析もリハビリも栄養管理も、すべてがいい加減になり、台無しになります。

確かに、やっていれば保険の点数は入るかもしれません。しかしそれは「なんちゃってリハビリ」と同じで、医療人としての魂を売り渡した、金儲けのための医療です。

「もうがんばりたくない」という人には、環境を変えるために、強制的に入院してもらうこともあります。透析を受けている人と同室にして、ほかの人たちもがんばっているところを見てもらい、自分だけがつらいのではないことをわかってもらいます。すると、もう一度がんばってみようという気持ちが湧いてくるようです。

高齢透析者をめぐる問題は、山積しています。老老介護になり、そこに認知症が重なったら、介護するほうもされるほうも「がんばれない」状態に追い込まれてしまいます。それを解決するには、どうしたらいいのか。そのための展望を、最後のエピローグで述べて、締めくくりたいと思います。

エピローグ

# これからの透析医療

## 透析人口は減っても、増える高齢透析患者さん

「わが国の慢性透析療法の現況（日本透析医学会）」を見ると、透析の患者さんの数は調査を開始した1968年以来、年々うなぎ上りで、2011年末には30万人を突破、2013年末の患者数は31万4000人あまりとなっています。

透析人口はこのまま増え続けそうな勢いですが、近年の透析患者さんの増加率は鈍っており、いままでどおり患者数が増え続けることはなさそうです。今後の透析人口の増加率は2016年までに0％になり、2017年末の32万人をピークに、透析人口は減少に転じるという予測が出ています（日本透析医学会統計調査委員会・中井滋氏／藤田保健衛生

大学)。

ただし、中井氏の発表によると、透析人口は減っても、その中に占める高齢者の割合は急速に増加し、2020年末には60歳以上の患者が全体の86%を占めると推計されています。この数字を試算した中井氏は、「透析医療は終末医療の一環として位置づけられるようになるかもしれない」と述べています。

この言葉は、これからの透析医療のあり方を示唆しています。高齢透析患者が増えれば、透析施設もそれに対応した体制が求められるということです。

本書でも触れてきたように、透析の患者さんが高齢化すると、さまざまな問題が出てきます。認知症や骨粗鬆症などの合併症もその一つですが、医療だけでは解決できない問題もたくさんあります。

夫婦2人暮らしの老老介護の家庭では、とりわけ問題は深刻です。夫婦が高齢化すればするほど、介護がむずかしくなってしまうからです。

当院で、こんなケースがありました。70代後半のご夫婦で、奥さんが35年以上透析を続けてきました。足が悪くて車イスの生活だったので、ご主人は自動車を介護用に改造し、透析だけでなく耳鼻科、眼科、心臓血管外科など、奥さんが受診している全部の科の送り迎えを一人でしていました。

そのうちご主人の体力が弱ってきて、肺がんになってしまいました。それでも、自分の治療より奥さんの介護を優先し、共倒れのような状態になってしまったのです。

こういう家族をどう支えたらよいのか。これは透析医療だけの問題ではありません。10年後の日本の問題でもあります。透析医療は、それを先取りしているのです。

**在宅透析医療への道のり**

透析の治療で最も大変なのが通院です。週に3回の通院は、患者さん本人だけでなく、介護者にとっても負担になります。高齢になり、患者さんの足腰が弱くなったら、負担はますます大きくなります。

通院の必要がないという点で、腹膜透析は高齢者にとてもよい選択肢です。本来なら、まず腹膜透析をして少しでも腎臓の機能を温存し、腹膜透析ができなくなったら血液透析に移行するのがいちばんいいのですが、腹膜透析は一日数回の透析バッグの交換やカテーテルの管理を、患者さん本人か家族の方がしなければなりません。老老介護では、現実的な選択ではありません。

もし老老介護で腹膜透析をするなら、何かあったときにすぐに駆けつける訪問看護サービスや、往診ができる医師のサポートが必要でしょう。しかし、訪問看護のサービスステーションは、まだ整備されているとはとてもいえない状況です。

透析患者さんを家族が介護できなくなったときの対策も、日本では後手に回っています。患者さんが入居できる介護施設が限られているのです。

一般に、特別養護老人ホームや介護老人保健施設（老健施設）は、透析患者さんを受け入れにくいと思われます。施設から病院への通院負担が、入居者や施設のスタッフにかかってくるからです。それと、透析患者さんだけの特別な食事メニューをつくらなければいけません。

しかし、最近は、透析患者さんの受け入れに積極的な介護施設も増えてきました。介護施設に透析クリニックを併設したり隣接させるケースや、在宅透析が行える高齢者専用賃貸住宅なども登場しています。これからの透析医療に必要な方向性だと思います。

私たちは通院の負担を少しでも減らすために、介護タクシーによる送迎サービスを実施しています。また新設した病院（２０１６年5月開業）では、病院の前にバス停を設置し、なるべく公共機関を使って通院しやすい環境にしました。リハビリに力を入れているのも、患者さんが公共の交通手段で通えるくらい元気な体をつくってほしいからです。

しかしいずれは、自宅であれ施設であれ、高齢の患者さんが安心して在宅透析医療を受けられるような環境が必要です。

## 再生医療という希望

こうした環境整備だけでなく、医療の発展にも期待したいと思います。いま私が望みをかけているのが再生医療です。

再生医療というと、みなさんはどんなものを想像するでしょうか。私が子どもの頃、「人造人間キカイダー」という、正義の味方のロボットが悪の組織と闘う子ども向け娯楽番組がありました。このキカイダーは、体の一部が壊れるとその部分だけを新しい部品に換えて、いつでも新品同様（生まれたまま）の状態を維持できるのです。

人間もこのように取り替えができれば病気なんかなくなるのに、と子ども心に思ったことを覚えています。ふりかえれば、これが私の再生医療研究の原点でした。

再生医療は、障害のある組織、臓器を薬剤や手術で修復しようとするのではなく、新しいものをつくって取り替えてしまおうという発想です。まるで夢のようなこの話が、京都大学の山中伸弥教授のiPS細胞の樹立によって、実現化に向かっています。

私も大学で、肝臓の再生医療を長年研究してきました。肝臓と同じように腎臓も再生できたら、透析に代わる次世代の治療を確立できるかもしれません。

ところが腎臓は肝臓と違って、構造が複雑です。糸球体という一つの単位ができたという報告はありますが、それを密集させて血液の通う腎臓という臓器をつくるのは、きわめてむずかしい研究なのです。

しかしいま、「腎臓を再生して透析に代わる次世代の治療を開発する」という困難な課題に挑戦しているグループがあります。その取り組みを四つ紹介しましょう。

①脱細胞腎臓を用いた腎臓再生……摘出した臓器から細胞成分を全部洗い流し、骨格だけにしたあとに、幹細胞（iPS細胞やES細胞のようにいろいろな細胞に分化できる細

胞）を血管などから注入して再組織化するというものです。これまで心臓や肝臓で報告されていましたが、腎臓でも一部可能であるという報告があります。

②iPS細胞を用いた腎臓再生……体をつくるすべての細胞に分化する能力を持つiPS細胞から、腎臓をつくる細胞への分化を誘導する取り組みです。

③受精卵を用いた腎臓再生……遺伝子操作によって人工的に腎臓が欠失した動物の受精卵に、患者さんから採取した幹細胞を注入し、発生を継続させると、生まれてきた子どもの腎臓は患者さん由来のものになります。これを患者さんに移植することによって、腎臓を再生する方法です。

ただし、人工的に腎臓が欠失したヒトをつくることはできないので、他の動物（異種）の受精卵を使用することになります。そのこと自体に倫理的な問題があり、実現化はいまのところむずかしそうです。

④成長中の胎仔（動物のお腹の中にいる赤ちゃん）の腎臓作成プログラムを利用した腎臓再生……実際に動物のお腹の中で腎臓をつくっている動物の赤ちゃんにお願いする方法です。患者さんの幹細胞を、動物の子宮の中で成長中の赤ちゃんの腎臓ができる部位で培

養することによって、腎臓になるためのプログラムを幹細胞に与え、腎臓まで分化させる方法です。現在、ブタを用いて、ヒトに応用可能な再生腎臓の作成に向けて研究が進んでいます。

これらは未来予想図で、実現にはまだまだ時間がかかります。動物愛護や倫理面でも、超えなければならない課題がいくつもあります。

しかし私は、腎臓の再生を本気で実現していきたいと考えています。それができれば、透析も腎臓移植も必要ない、新しい腎臓病治療の地平が拓けます。人造人間から、腎臓人間へ――。

30年以上前の私の夢は、いまも私の中に形を変えて生き続けています。

# もっとエンジョイできる透析医療《とうせきいりょう》

2016年1月21日　初版第1刷

著　者 ―――― 小林直哉《こばやしなおや》
発行者 ―――― 坂本桂一
発行所 ―――― 現代書林
〒162-0053　東京都新宿区原町3-61 桂ビル
TEL／代表　03(3205)8384
振替00140-7-42905
http://www.gendaishorin.co.jp/
ブックデザイン ―――― 吉崎広明(ベルソグラフィック)
イラスト・図版 ―――― 村野千草

印刷：広研印刷(株)
乱丁・落丁本はお取り替えいたします。

定価はカバーに
表示してあります。





ISBN978-4-7745-1556-4 C0047